SWISS BALL

Publié pour la première fois aux États-Unis en 2004
sous le titre original *101 Ways to Work out on the Ball* par Fair Wonds Press
33 Commercial Street Gloucester, MA 01930

Elizabeth Gillies

SWISS BALL

MARABOUT

7 CE QU'IL FAUT SAVOIR AVANT DE COMMENCER

→ Swiss Ball, Yoga et méthode pilates 8
→ Le ballon 12
→ Prendre conscience de sa posture 13
→ Une posture assise correcte 17
→ Bassin tiré vers l'arrière 18
→ Accentuation excessive de la courbure lombaire 19
→ Position allongée sur le ventre correcte 20
→ Effacement de la courbure lombaire 21
→ Position allongée sur le dos 22
→ En appui sur le côté 23

25 EXERCICES D'ÉCHAUFFEMENT

01• Travail de la courbure lombaire 26
02• Étirement latéral des hanches 28
03• Balancement de bras 29
04• Étirement du haut du corps 30
05• Étirement latéral, bras alternés............ 31
06• Flexion avant de la colonne vertébrale......32
07• Torsion du buste 33

35 EXERCICES EN POSITION DEBOUT OU EN FLEXION LATÉRALE

08• Étirement des grands dorsaux 36
09• Flexion latérale 37
10• Demi-cercles des bras......................38
11• Dessiner un huit 39
12• Fente avant 40
13• Étirement de la colonne vertébrale 41
14• Torsion du buste, main sur la hanche 42
15• Torsion du buste, bras tendu................43
16• Accroupissement dos au mur 44
17• Grand plié, départ en deuxième position. . .45
18• Accroupissements 46
19• Fente, le ballon en appui sur la cuisse 47
20• Les sauts de grenouilles 48
21• Extension de la hanche, jambe vers l'arrière 49
22• Battements de jambe 50
23• Triceps : fléchissement des avant-bras...... 51
24• Mouvements circulaires des bras, révérence................................52
25• Flexion du buste et battements de jambe. .53

55 EXERCICES EN POSITION ASSISE

26• Flexions latérales du torse..................56
27• Extension d'une jambe 57
28• Genous sur la poitrine......................58
29• Étirement des ischio-jambiers 59
30• Flexion latérale du torse à genoux........ 60
31• Extension jambe tendue.................... 61
32• Transfert du poids d'une jambe sur l'autre. .62
33• Étirement du buste, ballon face à vous. 64
34• Étirement du buste, ballon sur le côté 65

67 EXERÇICES AVEC HALTÈRES

35• Lever vertical des bras 68
36• Biceps : curl en position assise 70
37• Torsion latérale du torse.................... 71
38• Biceps : curl en avant et latéral, une jambe levée 72
39• Biceps : curl, cuisses et poitrie en appui. . . .73
40• Battements de bras en appui sur le côté . . .74
41• Lever vertical des bras, le dos en appui 75
42• Triceps : flexion arrière des bras............76
43• Flexion latérale en appui sur le ballon......77
44• Triceps : petits coups contre le ballon 78
45• Rowing, à genoux et en appui sur le ballon..............................79
46• Lever latéral des épaules, une jambe fléchie........................ 80
47• Flexion latérale, jambe tendue 81
48• Extension des triceps allongée sur le ventre................................82
49• Lever d'haltères allongée sur le dos 83

SOMMAIRE

85 EXERCICES EN POSITION ALLONGÉE SUR LE DOS

50• Préparation à l'enroulement du tronc 86
51• Opposition épaule-genou 88
52• Enroulement du tronc à l'envers.......... 90
53• Torsion du buste, jambes tendues 92
54• Faire rouler le ballon le long d'un mur 93
55• Élévation et oscillation du bassin..........94
56• De la position assise à la position semi-allongée 95
57• Lever et baisser le bassin, les jambes fléchies. 96
58• Lever et baisser le bassin en faisant rouler le ballon 97
59• Élévation du bassin, les jambes formant un losange...............................98
60• Lever et baisser le bassin en faisant rouler le ballon 99
61• Étirement des ischio-jambiers 100
62• Rotation des adducteurs 101
63• Fléchissement des avant-bras 102
64• Dessiner un « C » 104
65• Le pont.................................105
66• Exercice de préparation à l'enroulement du tronc 106
67• Étirement des fessiers et des muscles de la hanche 107
68• Élévations du bassin 108
69• Étirement du torse, jambes levées........109
70• Opposition épaule-genou 110
71• Opposition bras-jambe 111
72• Enroulement du tronc, bras tendus........112
73• Le bûcheron 113
74• Mouvements circulaires, bras alternés 114
75• Enroulement complet du tronc 115

117 EXERCICES EN POSITION ALLONGÉE SUR LE VENTRE

76• Extension du haut du corps 118
77• Extension du dos, bras et buste en « T » ...119
78• Extension alternées des jambes..........120
79• Pompes 121
80• Extension des deux jambes.............. 122
81• Ciseaux................................123
82• Curl des jambes 124
83• Mouvements d'épaules circulaires 125
84• Extensions alternées jambes tendues.....126
85• La sauterelle 127
86• La nage................................128
87• Pompes, les genous en appui sur le ballon . 129
88• Pompes, les orteils en appui sur le ballon . 130

133 LE SWISS BALL AU SERVICE DU YOGA ET DE LA MÉTHODE PILATES

89• La scie.................................134
90• Élévation du buste, jambes surélevées.... 135
91• Le chat 136
92• Extension des jambes...................138
93• La chandelle 139
94• Le cygne................................140
95• Dessiner un «V » en position assise 142
96• Et en bonus : l'équilibre du chat..........143

145 PROGRAMMES, INDIVIDUALISÉS

Solliciter les muscles du centre d'énergie en 15 min 146
Pour un regain d'énergie en 15 min........... 147
Tonifier tout le corps 148
Assouplissement............................149
Tonifier les muscles du centre d'énergie 150
Tonifier les abdominaux en 15 min 151
Tonifier tout le corps en 30 min.............. 152
Stimuler toutes les parties du corps.......... 153
Pour un regain d'énergie en 10 min 154
Tonifier tout le corps 155
Étirer les muscles des jambes en 15 min 156
Tonifier les fessiers 157
Tonifier les muscles du dos en 15 min........ 158
Tonifier les bras en 15 min...................159

CE QU'IL FAUT SAVOIR AVANT DE COMMENCER

Avant de commencer à travailler, j'aimerais que vous vous familiarisiez avec votre Swiss Ball afin de profiter au maximum de chacun des exercices sans prendre le moindre risque. Si vous notez rapidement des résultats et si vous prenez du plaisir à vous entraîner, vous ne serez pas tenté d'abandonner.

SWISS BALL, YOGA ET MÉTHODE PILATES

Facile d'utilisation, le Swiss Ball permet de réaliser des exercices particulièrement bénéfiques pour le corps et s'adresse aux débutants comme aux initiés. La vaste gamme d'exercices répond aux besoins de tous – renforcement de la ceinture abdominale, travail avec des haltères, postures de yoga et mouvements empruntés à la méthode Pilates.

L'utilisation d'un Swiss Ball aide à prendre conscience de l'instabilité de son corps et, par conséquent, à solliciter et à tonifier les muscles stabilisateurs, à développer sa souplesse et son agilité et ainsi à améliorer sa posture. En effet, garder l'équilibre en étant sur la surface instable du ballon exige que vous renforciez les muscles les plus faibles, à savoir les muscles que vous ne sollicitez que très rarement au quotidien, ainsi que tous les muscles du centre d'énergie (zone entre la ceinture abdominale et le bas du dos).

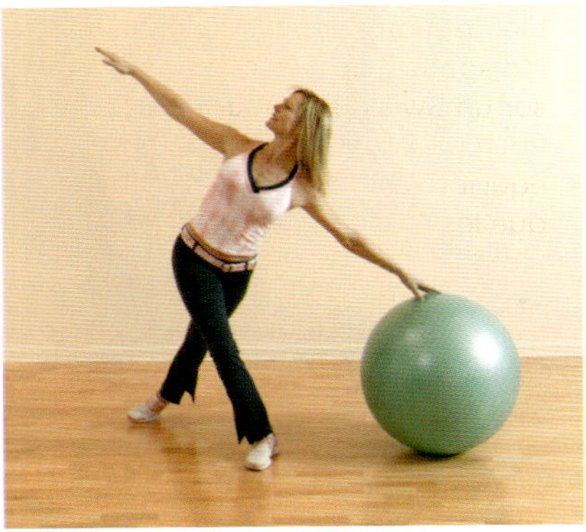

En d'autres termes, si vous faites des pompes, les pieds en appui sur un ballon, vous tonifiez non seulement les triceps, les pectoraux et les grands dorsaux – ce qui se produit lorsque vous exécutez le même mouvement sans utiliser un ballon – mais également les abdominaux, les muscles lombaires et tous les petits muscles qui protègent et soutiennent la colonne vertébrale. Mais ce n'est pas tout ! Un exercice réalisé avec un ballon n'a pas sur un muscle donné les mêmes effets que cet exercice exécuté sans ballon. Reprenons l'exemple précédent. Si vous faites des pompes en utilisant un ballon, d'une part, les muscles qui restent au repos lorsque vous faites des pompes traditionnelles travaillent et, d'autre part, les muscles sollicités fournissent un plus gros effort.

SE MUSCLER EN S'AMUSANT !

Travailler avec un Swiss Ball est plus efficace et rompt la monotonie des exercices les plus classiques.

Comment tout a commencé

Le Swiss Ball a, comme son nom l'indique, vu le jour en Suisse dans les années 1960 à l'initiative du Dr Susanne Klein-Vogelbach, spécialisée dans les troubles orthopédiques et neurologiques. Peu à peu, les médecins traitant des enfants atteints de paralysie cérébrale ou de différents troubles du développement moteur ont commencé à utiliser le Swiss Ball pour favoriser la stimulation neuromusculaire après avoir observé que lorsqu'un patient souffrant de troubles moteurs réalisait un exercice avec un Swiss Ball, certaines zones de son cerveau étaient fortement stimulées, ce qui se traduisait par une meilleure coordination de ses mouvements. En 1963, les premiers ballons d'exercice envahissent très rapidement les salles de rééducation et de réadaptation fonctionnelle et sont utilisés pour stimuler le système sensori-moteur des prématurés et des enfants souffrant d'un retard du développement moteur du fait d'un traumatisme. Bien que l'utilisation d'un Swiss Ball fasse merveille dans la prévention et la rééducation d'un grand nombre de troubles moteurs, son utilisation n'est pas réservée à des fins thérapeutiques. Si votre objectif est de remodeler votre corps et d'avoir la silhouette longiligne facilement reconnaissable des adeptes de la méthode Pilates, des yogis et des personnes s'entraînant avec des haltères ou effectuant d'autres exercices dits de résistance, investissez dans un ballon.

UNE MÉTHODE COMPLÈTE

Pour rester assis sur un ballon, vous devez non seulement solliciter les muscles du centre d'énergie mais également ouvrir la cage thoracique, ce qui, d'une part, favorise la respiration et donc la bonne oxygénation de l'organisme et, d'autre part, assouplit et tonifie la colonne vertébrale.

La méthode Pilates et le Swiss Ball

Même si cela semble évident, il est indispensable de tenir en équilibre sur un Swiss Ball, pour faire les exercices correctement. Garder son équilibre est la preuve irréfutable que les muscles du corps les plus importants, soit les muscles du centre d'énergie, sont suffisamment toniques pour remplir leur rôle. La méthode Pilates mise au point par Joseph Hubertus Pilates en 1934 regroupe différents exercices dont le but est de tonifier les muscles

du centre d'énergie. En exécutant des mouvements de plus en plus complexes, vous prendrez conscience de votre posture et corrigerez votre déséquilibre musculaire. Vous ne pourrez jamais travailler avec un Swiss Ball si vous ne comprenez pas les principes de base sur lesquels repose la méthode Pilates.
La méthode Pilates stimule l'esprit, éveille le corps et fait prendre conscience de l'importance du centre d'énergie qui, je le rappelle, correspond au centre de gravité du corps – soit plus concrètement aux pectoraux, aux abdominaux, aux muscles du dos, y compris les trapèzes, les grands dorsaux et les lombaires et les petits muscles de chaque côté de la colonne vertébrale. Tous les mouvements – et ce quels qu'ils soient – prennent naissance dans ces muscles mais je reviendrai plus tard sur ce point. Joseph Pilates a baptisé sa méthode « contrôlogie » ou contrôle absolu du corps par l'esprit.

POUR EXÉCUTER CORRECTEMENT UN EXERCICE

Vous devez apprendre à vous concentrer et à vous détacher du monde extérieur et vous devez faire exactement la même chose lorsque vous travaillez avec un Swiss Ball. La patience et la persévérance sont les clefs du succès et, même si certaines aptitudes physiques sont requises, le secret de la réussite réside dans la parfaite maîtrise du corps par l'esprit. Plus vous progresserez et mieux vous contrôlerez votre corps, plus vous aurez confiance en vous et mieux vous vous sentirez dans votre tête.

Qu'est-ce que le centre d'énergie ?

À quelle(s) partie(s) du corps fais-je référence lorsque je parle du centre d'énergie ? Le « centre d'énergie » ou centre de gravité du corps est la zone qui englobe le ventre, le dos et les fesses. Pour la majorité d'entre nous, les abdominaux et la ceinture abdominale se résument aux grands droits, soit les muscles verticaux au centre de l'abdomen, et lorsque nous voulons les tonifier, nous nous contentons de faire des exercices basés sur la flexion avant. En agissant ainsi, nous commettons deux erreurs. Premièrement, les muscles dorso-lombaires, qui sont peu sollicités, s'affaiblissent et, deuxièmement, le mouvement étant toujours le même, les muscles s'atrophient, entraînant une proéminence du ventre.
Les exercices que j'ai mis au point pour vous sont basés sur des mouvements dans les trois plans de déplacement de la colonne vertébrale, à savoir vers l'avant (flexion), vers l'arrière (extension), sur le côté (flexion latérale), ou le mouvement rotatoire (rotation). Si nous exécutons des mouvements

dans ces trois plans, nos muscles se tonifient, s'allongent et s'affinent et les risques de blessures au niveau du dos diminuent.

COMMENT DÉVELOPPER SON ÉNERGIE

Faire des mouvements du buste vers l'avant, l'arrière ou sur les côtés favorise l'équilibre du corps, tonifie et assouplit les différents groupes de muscles. Les mouvements de la cage thoracique sont plus amples, ce qui favorise la respiration et libère votre énergie, se traduisant par un regain de tonus.

Dans un premier temps, faites chaque exercice en vous concentrant sur vos abdominaux. Visualisez-les comme un ensemble de muscles et non comme un muscle plat qui remonte et descend. La visualisation vous aide à solliciter les muscles du centre d'énergie les plus profonds qui, malheureusement, sont trop souvent oubliés. Les muscles du centre d'énergie enveloppent et soutiennent le milieu du buste et « relient » le haut et le bas du corps. Le fait que les muscles profonds travaillent en synergie avec les grands droits tonifie la ceinture abdominale et soulage certaines douleurs dorsales chroniques.

LA CEINTURE ABDOMINALE

Tous les exercices et le travail de visualisation proposés dans cet ouvrage vous aideront à tonifier votre ceinture abdominale afin que vous puissiez garder votre équilibre lorsque vous êtes sur un Swiss Ball. Par le biais de mouvements spécifiques, vous apprendrez à réveiller les muscles les plus profonds.

L'union du corps et de l'esprit

Faire régulièrement un exercice a des conséquences bénéfiques sur le corps et sur l'esprit. Lorsque vous dansez, que vous faites du sport ou que vous jouez d'un instrument de musique, c'est parce que votre esprit et votre corps travaillent en parfaite synergie que vous suivez la chorégraphie, remportez le match ou jouez les bonnes notes. J'aimerais que vous appréhendiez les exercices avec un Swiss Ball de la même manière – à savoir en vous concentrant et en ressentant du plaisir.
Si vous vous entraînez régulièrement avec un Swiss Ball et que vous faites attention à votre mode de vie, vous aurez la silhouette fine, musclée et élancée dont vous avez toujours rêvé. Apprendre à contrôler votre corps avec votre esprit vous permettra de profiter pleinement des exercices avec un Swiss Ball.

Liz

LE BALLON

Essayez différents types de ballons et choisissez celui qui vous convient le mieux. Très vite, vous ne pourrez plus vous en passer !

Quel ballon choisir ?

Choisissez votre ballon en fonction de votre taille. Lorsque vous êtes assis au sommet du ballon, les genoux fléchis à 90°, les cuisses doivent être parallèles au sol.
Si vous mesurez moins de 1,50 m, choisissez un ballon de 45 cm de diamètre ; entre 1,50 et 1,70 m, un ballon de 55 cm ; entre 1,71 et 1,88 m, un ballon de 65 cm et, si votre taille dépasse 1,88 m, prenez un ballon de 75 cm de diamètre.

Gonfler votre Swiss Ball

La manière la plus rapide et la plus efficace de gonfler un Swiss Ball est de vous rendre dans une station-service au point gonflage des pneus. N'ayez pas peur qu'il éclate, les ballons résistent à une forte pression. Dans un premier temps, votre ballon peut vous sembler plus petit que vous ne l'imaginiez mais plus vous l'utiliserez, plus il se détendra, ce qui vous obligera à le regonfler régulièrement. La plupart des ballons peuvent être gonflés avec une pompe à vélo. Si vous rangez votre ballon dans un endroit froid et humide ou chaud et sec, il se rétractera ou se détendra.

Ni trop ni pas assez gonflé : trouver la juste mesure

Lorsque vous êtes assis sur votre Swiss Ball, veillez à ce que vos genoux soient dans l'alignement des deuxièmes orteils et les os iliaques dans l'alignement des rotules. La surface du ballon étant instable, vous aurez - dans un premier temps - probablement du mal à garder votre équilibre et vous vous crisperez par peur de tomber. Installez-vous le plus confortablement possible car, si vous êtes mal à l'aise, vous aurez des difficultés à réaliser les exercices et vous risquez de vous blesser.

QUELQUES CONSEILS

1. Si vous avez du mal à garder votre équilibre sur le ballon, dégonflez-le un peu.
2. Ne vous asseyez pas au sommet du ballon.
3. Une fois que vos mouvements seront fluides et coordonnés, passez à des exercices plus complexes. Lorsque vous n'aurez plus de problème d'équilibre, gonflez un peu plus votre ballon afin qu'il soit plus dur et asseyez-vous sur le haut.

PRENDRE CONSCIENCE DE SA POSTURE

Les exercices avec un Swiss Ball sollicitent non seulement les grands groupes de muscles qui travaillent habituellement mais également les muscles les plus profonds qui entourent les articulations et qui, d'ordinaire, sont laissés pour compte. Il est important que vous compreniez comment fonctionne votre corps afin de choisir les exercices répondant à vos besoins.

Les trois concepts-clefs

Voici les trois raisons pour lesquelles les exercices avec un Swiss Ball sont uniques :

1. Se mouvoir dans les trois plans : pour garder votre équilibre sur la surface instable d'un Swiss Ball, vous êtes obligé de solliciter les muscles posturaux qui entourent votre buste. En contractant ces muscles stabilisateurs, vous étirez votre colonne vertébrale et augmentez sa flexibilité. Votre buste est plus allongé et plus fin. En d'autres termes, les exercices réalisés avec un Swiss Ball vous aident à retrouver et/ou à garder un ventre plat et raffermissent les fesses.

2. La souplesse dynamique : les exercices avec un Swiss Ball sont basés sur la force et la souplesse. Pour tout mouvement, gardez à l'esprit que pendant qu'un côté du corps et un muscle travaillent, l'autre côté et le muscle opposé sont également actifs, ce qui garantit la stabilité du corps. Progressivement, vos muscles deviennent à la fois plus souples et plus résistants, les tensions musculaires chroniques et la fatigue diminuent et votre vie au quotidien s'améliore.

3. Un mouvement fonctionnel : lorsque le ballon bouge, vous bougez aussi. Les exercices proposés dans cet ouvrage montrent que le Swiss Ball est en fait un outil qui permet de créer une relation entre le corps et le cerveau (le cerveau reçoit des informations et dit au corps comment effectuer un mouvement). Par ailleurs, gardez à l'esprit qu'un muscle ne travaille jamais seul et ce, même si l'exercice que vous effectuez sollicite un muscle précis. Lorsque les petits muscles travaillent en synergie dans les trois plans, à savoir vers l'avant, l'arrière et sur les côtés, ils stabilisent les articulations afin qu'une extrémité ou la colonne vertébrale puissent bouger de la manière la plus efficace. Or, au quotidien, nous oublions souvent de solliciter nos muscles stabilisateurs. En revanche, ces derniers sont sollicités lorsque nous pratiquons des exercices empruntés à la méthode Pilates ou que nous exécutons certaines postures de yoga. La surface instable du Swiss Ball nous oblige à nous concentrer sur nos muscles stabilisateurs afin de garder notre équilibre et ne pas tomber. Si vous ne sollicitez pas correctement ces muscles, vous ne pourrez réaliser aucun exercice.

AVANT UN EXERCICE

Contractez les muscles de votre centre d'énergie et prenez conscience de votre corps et de la manière dont il réagit. Seule cette prise de conscience vous permettra d'exécuter correctement un mouvement.

Les fondements d'une bonne posture

La posture est un élément majeur, quel que soit le mouvement que vous faites : danser, pratiquer n'importe quelle activité sportive ou tout simplement bouger. Une bonne posture élimine les tensions et permet de rester actif plus longtemps sans ressentir la moindre fatigue. Comment expliquer que certaines personnes ne se tiennent pas droites et ressentent des douleurs ? Tout

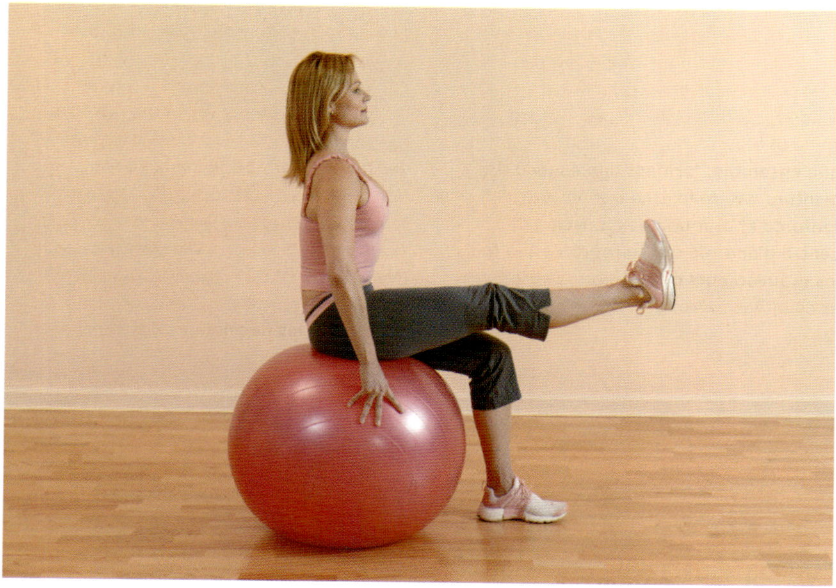

simplement parce qu'elles ont une mauvaise posture, ce qui les empêche de se tenir correctement et, ce qui nous intéresse plus spécifiquement, de réaliser un exercice comme il se doit. La lordose et la cyphose sont les deux déviations de la colonne vertébrale les plus répandues. Certaines personnes ont le bas du dos plat ou cambré, ce qui modifie les courbures naturelles de la colonne vertébrale ; d'autres ont une scoliose, c'est-à-dire une déviation de la colonne vertébrale en forme de « C » ou de « S ». Regardez-vous dans un miroir et vérifiez votre posture.

L'OBJET DE CE LIVRE

C'est de vous apprendre à trouver la posture « idéale », à savoir celle qui respecte les courbures cervicale (nuque) et lombaire (bas du dos) et sollicite les muscles du centre d'énergie qui, ensemble, forment une espèce de ceinture naturelle. Une bonne posture renforce et assouplit les muscles du centre d'énergie qui supportent à la fois les mouvements de la colonne vertébrale et ceux des extrémités.

Ma philosophie

Pour apprendre à quelqu'un à faire un exercice ou à exécuter soi-même un mouvement, il est indispensable qu'il comprenne les effets de cet exercice ou de ce mouvement non pas sur une partie isolée du corps mais sur le corps dans son ensemble. Adopter ce fonctionnement est essentiel si vous souhaitez remodeler vos muscles, développer votre équilibre, tonifier et assouplir votre corps et améliorer votre posture.
À l'Insidescoop Studios, mes collaborateurs et moi-même avons reçu une multitude de patients et de clients qui faisaient de la gymnastique trois fois par semaine. Avant de venir nous voir, ils croyaient que lorsqu'ils utilisaient un appareil pour stimuler un muscle spécifique, seul ce muscle effectuait tout le travail lorsqu'ils commençaient à bouger leurs articulations.

CARACTÉRISTIQUES D'UNE LORDOSE ET D'UNE CYPHOSE

1. Une lordose se caractérise par une accentuation des courbures cervicale ou lombaire. Le bassin pointe vers l'avant. On parle alors de convexité « antérieure ».
→ Le poids du corps repose sur l'avant des pieds et les abdominaux ne sont pas rentrés.
→ Les muscles dorso-lombaires, les fesses et les muscles latéraux des hanches sont très contractés du fait de l'inclinaison du bassin.
→ Les muscles fléchisseurs des hanches sont contractés.
2. On parle d'une cyphose lorsque le dos est voûté.
→ La courbure dorsale est accentuée.
→ Les muscles fléchisseurs des hanches sont distendus.
→ Le cou est comprimé et le menton tombe.
→ La poitrine est creusée.

→ Déformation très fréquente chez les personnes souffrant d'ostéoporose.

Chaque mouvement sollicite un certain nombre de muscles : les muscles auxquels le mouvement est destiné bien sûr, mais également certains muscles stabilisateurs sur lesquels repose le poids du corps. Les déséquilibres, les douleurs chroniques ou un renflement excessif d'un groupe de muscles sont dus à des muscles distendus ou, au contraire, trop contractés du fait d'une mauvaise posture. Dans la vie de tous les jours, les muscles adoptent la position la plus confortable pour fonctionner en synergie lorsque la colonne vertébrale et les articulations sont sollicitées. L'état émotionnel et les habitudes alimentaires entrent également en ligne de compte. Le Swiss Ball vous oblige à prendre conscience de votre posture sous peine d'être déséquilibré et de tomber. Les différents exercices regroupés dans cet ouvrage vous permettent de savoir ce qui se passe à l'intérieur de votre corps. En vous concentrant, vous arriverez à contrôler votre corps avec votre esprit.
Garder à l'esprit ces concepts de base au cours d'un exercice physique vous permet de prendre conscience des parties de votre anatomie que vous sollicitez au quotidien sans même vous en apercevoir. Tous les mouvements et toutes les activités sportives reposent sur ces fondements. Travailler avec un Swiss Ball en est la meilleure preuve.
Les bienfaits des exercices ci-après sont nombreux : une silhouette plus fine et plus harmonieuse, des muscles plus toniques, plus fonctionnels et plus efficaces et une prise de conscience des groupes de muscles opposés au sens du mouvement ou muscles antagonistes.
Le centre de gravité du corps se situe à la jonction du bassin et de la cage thoracique – ce que vous devez toujours visualiser lorsque les muscles du centre d'énergie travaillent afin que votre colonne vertébrale reste stable.
Ces fondements sur lesquels reposent les exercices avec un Swiss Ball ont pour objectif de vous faire prendre conscience de votre anatomie fonctionnelle et kinesthésique afin que vous mainteniez les courbures naturelles de la colonne vertébrale et exécutiez chaque mouvement avec aisance et fluidité.

UNE POSTURE ASSISE CORRECTE

↘ Afin de mieux comprendre ce que sont les mauvaises et les bonnes postures, reportez-vous aux illustrations ci-après.

CONSEILS
Il ne doit y avoir aucune tension.

→ Regardez votre corps de côté. Lorsque la position assise est correcte, les épaules sont à la même hauteur, ainsi que les hanches. On dit alors qu'elles sont alignées.
→ Les fesses sont juste sous le sommet du ballon. Le poids du corps est également réparti sur le coccyx et les ischions.
→ Les hanches et les genoux sont alignés.
→ Les chevilles sont dans l'alignement des genoux.

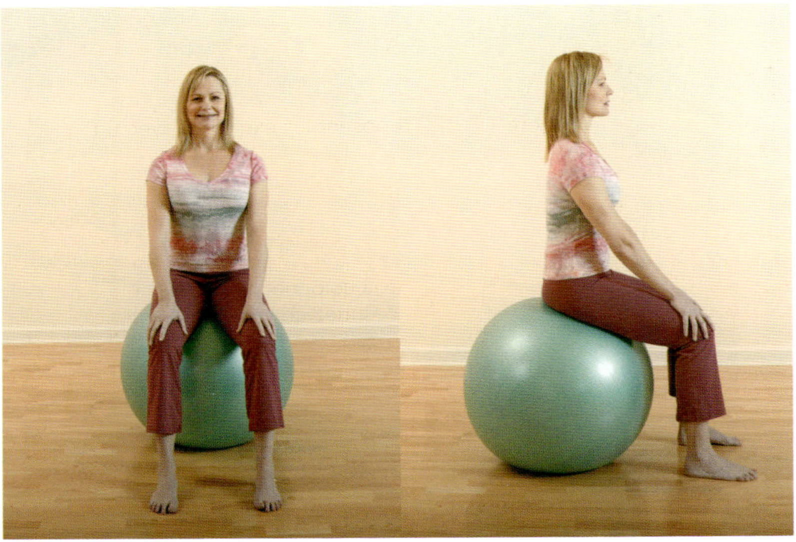

BASSIN TIRÉ VERS L'ARRIÈRE

↘ Cette posture comprime la face antérieure des cuisses et efface la courbure lombaire.

→ La poitrine est creusée et la tête est projetée vers l'avant.
→ Concentrez-vous et ramenez le coccyx vers l'arrière. Fléchissez les genoux pour qu'ils soient dans l'alignement des hanches et que les ischio-jambiers soient étirés.
→ Grandissez le buste et ouvrez la cage thoracique. Contractez les abdominaux et les muscles du dos afin de ne pas être avachi. La partie arrondie à l'arrière du crâne est dans l'alignement du dos.
→ Allongez la nuque en tirant la tête vers le haut.

CONSEILS

Attention à ne pas relever le menton ou comprimer la nuque, ce que vous ferez probablement dans un premier temps.

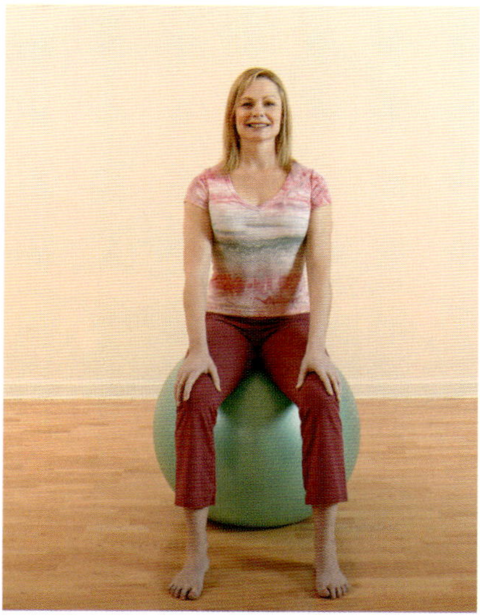

ACCENTUATION EXCESSIVE DE LA COURBURE LOMBAIRE

↘ Comme tous les débutants, vous aurez probablement tendance à basculer le bassin et, par conséquent, l'ensemble du corps vers l'avant.

→ Les abdominaux ressortent alors que les muscles dorso-lombaires et les épaules sont anormalement tendus. Le buste est équilibré et le bassin en position neutre.
→ Dans un premier temps, cette position vous semblera peu naturelle et vous aurez l'impression que votre buste est tiré en arrière.
→ Avec l'habitude, les abdominaux, le dos, les hanches et les muscles du buste travailleront en synergie et vous trouverez cette position nettement plus confortable que lorsque le buste est projeté vers l'avant.

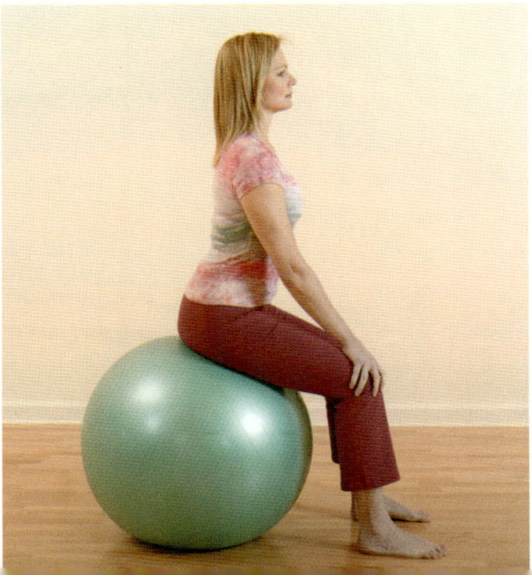

CONSEILS

Corrigez votre posture en veillant à ce que vos hanches soient alignées et en prenant appui sur les ischions.

POSITION ALLONGÉE SUR LE VENTRE CORRECTE

↘ Les non-initiés ont du mal à « sentir » cette position.

→ Le bassin est en position neutre et la cage thoracique repose juste sous le sommet du Swiss Ball. Les genoux sont fléchis. Les cuisses sont en appui sur le ballon afin de ne pas avoir tendance à contracter trop fortement les muscles sur la face antérieure du corps.
→ Si vous croyez que le fait d'être allongé sur le ventre sollicite automatiquement les muscles de la face postérieure du corps, vous faites erreur ! Ce sont bien les muscles de la face antérieure qui travaillent.
→ Repliez les orteils. Le poids du corps est également réparti sur les dix orteils. Étirez la voûte plantaire jusqu'à ce que vous ayez l'impression que l'arrière de vos cuisses se lève.
→ Contractez les muscles glutéaux (fessiers).
La nuque est allongée.
→ Tirez lentement les omoplates vers le bas afin de les rapprocher le plus possible de la colonne vertébrale et de stabiliser les épaules. Prenez appui sur le bout de vos doigts.

CONSEILS

Décontractez-vous et concentrez-vous sur les différentes parties de votre corps.

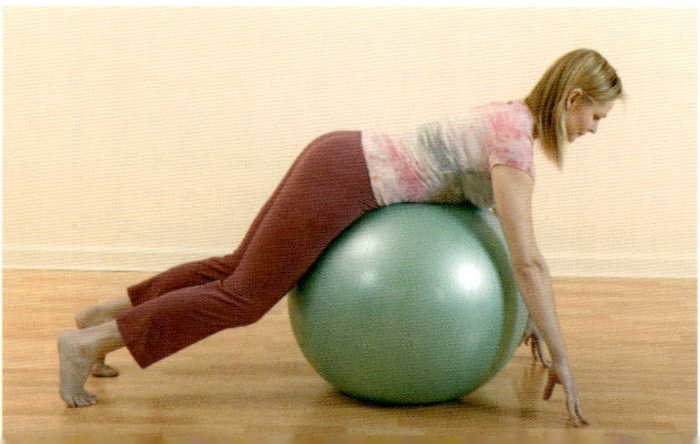

EFFACEMENT DE LA COURBURE LOMBAIRE

↘ Pour toutes les positions de départ et en particulier pour celle-ci, pensez toujours à étirer la face antérieure de votre corps afin de solliciter les muscles extenseurs du dos trop souvent oubliés et, par conséquent, peu toniques.

→ Le dos est rond et la nuque tendue.
→ Les cuisses écrasent le ballon.
→ Lorsque vous essayez de prendre appui sur les orteils, les genoux fléchis, le corps s'avachit plus encore.

CONSEILS

Visualisez votre nombril et essayez de laisser le plus d'espace possible entre votre cage thoracique et votre bassin, ce qui implique que vous contractiez les muscles du dos et que vous relâchiez les muscles fléchisseurs de la hanche.

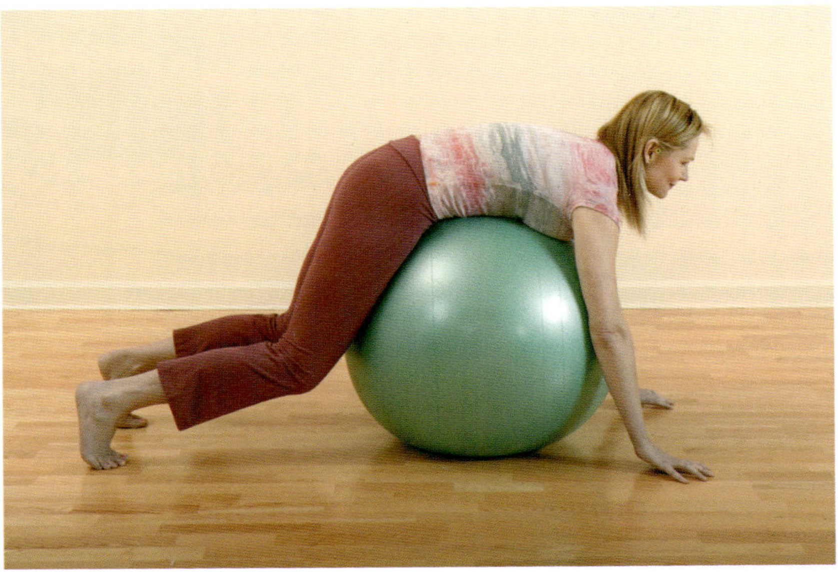

POSITION ALLONGÉE SUR LE DOS

↘ Il est primordial que vous sentiez les muscles entre la cage thoracique et le bassin. La cage thoracique appuie fortement sur le ballon et l'arrière de la tête est maintenu par les doigts. Fixez un point devant vous.

→ Asseyez-vous sur le ballon puis avancez lentement les pieds en tenant le ballon avec les deux mains.
→ Lorsque le bas du dos est en appui sur le ballon, placez les mains derrière la tête pour éliminer les tensions dans la nuque.
→ Écartez au maximum les omoplates l'une de l'autre et rapprochez le plus possible la cage thoracique du bassin.

CONSEILS

Si la position est correcte, la nuque est parfaitement détendue, les chevilles sont dans l'alignement des genoux, les cuisses sont parallèles l'une à l'autre et parallèles au sol.
Si le dos est trop cambré, les muscles dorso-lombaires sont contractés. Dans ce cas, étirez la face antérieure des cuisses en plaquant les fesses sur le ballon.

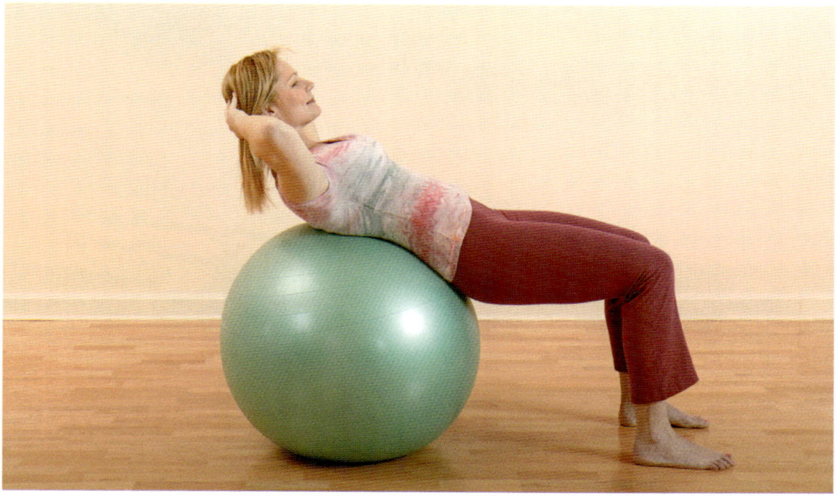

EN APPUI SUR LE CÔTÉ

↘ Les rotations du buste tonifient et assouplissent considérablement la colonne vertébrale. C'est pourquoi vous retrouvez ces mouvements dans de nombreuses postures de yoga mais également tout au long de cet ouvrage.

→ Cette position est l'une de celles qui posent le plus de difficultés aux débutants. Dans la vie de tous les jours, notre buste est soumis à des flexions avant et à des extensions mais rarement à des flexions latérales. Les muscles qui entourent la cage thoracique s'atrophient et se raidissent, ce qui explique que nous ayons du mal à nous pencher sur le côté ou à faire une rotation.

→ Collez une hanche contre le ballon et entourez le ballon avec votre bras. Posez l'autre main sur le ballon à la hauteur de la poitrine et pointez le coude vers le plafond.

→ Soulevez la cage thoracique et écartez-la au maximum du ballon.

→ Maintenez le ballon en place avec le bras qui l'encercle.

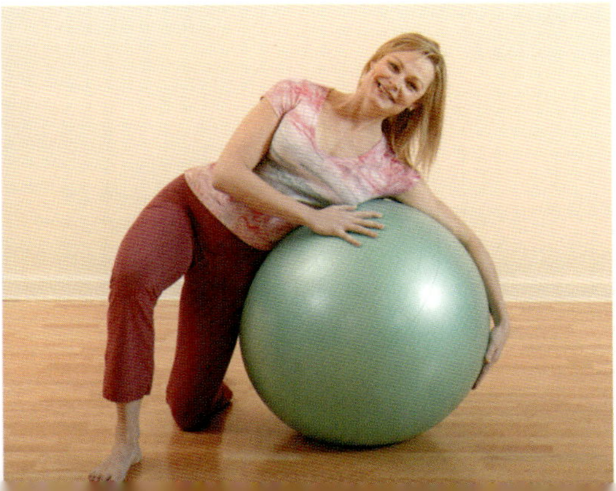

CONSEILS

Lorsque vous serez habitué à cette position, essayez de mettre les deux mains derrière la tête.

EXERCICES D'ÉCHAUFFEMENT

Chaque séance commence par un échauffement de la colonne vertébrale. Les exercices d'échauffement permettent à votre esprit d'entrer en symbiose avec votre corps. Profitez de ce moment pour vous concentrer. Plus vous répéterez une série de mouvements, plus vous serez à l'aise. Les exercices ci-après doivent vous procurer du plaisir et éliminer les tensions qui sont en vous. Mettez votre CD préféré et... en piste !

1• TRAVAIL DE LA COURBURE LOMBAIRE

↘ Échauffe le bas du dos et les abdominaux.

→ Vous êtes assis sur le ballon. Contractez les muscles pelviens et sphinctériens. Vous avez l'impression que les abdominaux remontent vers la cage thoracique. Continuez la contraction en inspirant profondément 1.
→ Faites rouler le ballon vers l'avant. Les genoux sont fléchis et dans l'alignement des chevilles. Basculez le bassin en arrière sans relâcher les abdominaux. Le coccyx est tiré vers le bas et le sacrum touche le ballon 2.
→ Expirez pour ramener le bassin à la position neutre et accentuer la courbure lombaire.
→ Répétez l'exercice six fois en gardant les mains sur le ballon afin de ne pas perdre l'équilibre.

CONSEILS

Ne relâchez pas les abdominaux qui soutiennent la colonne vertébrale.

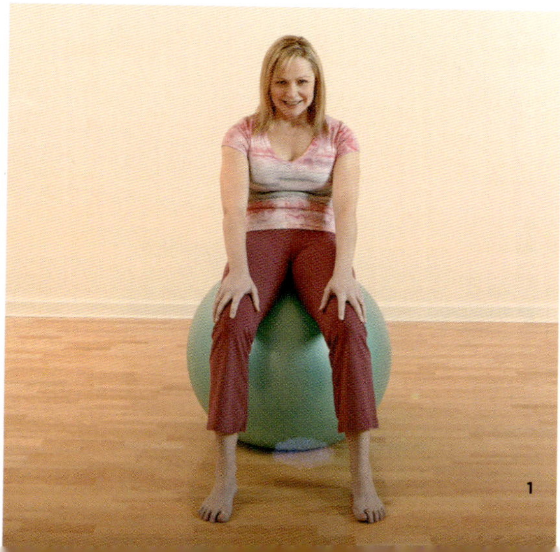

1

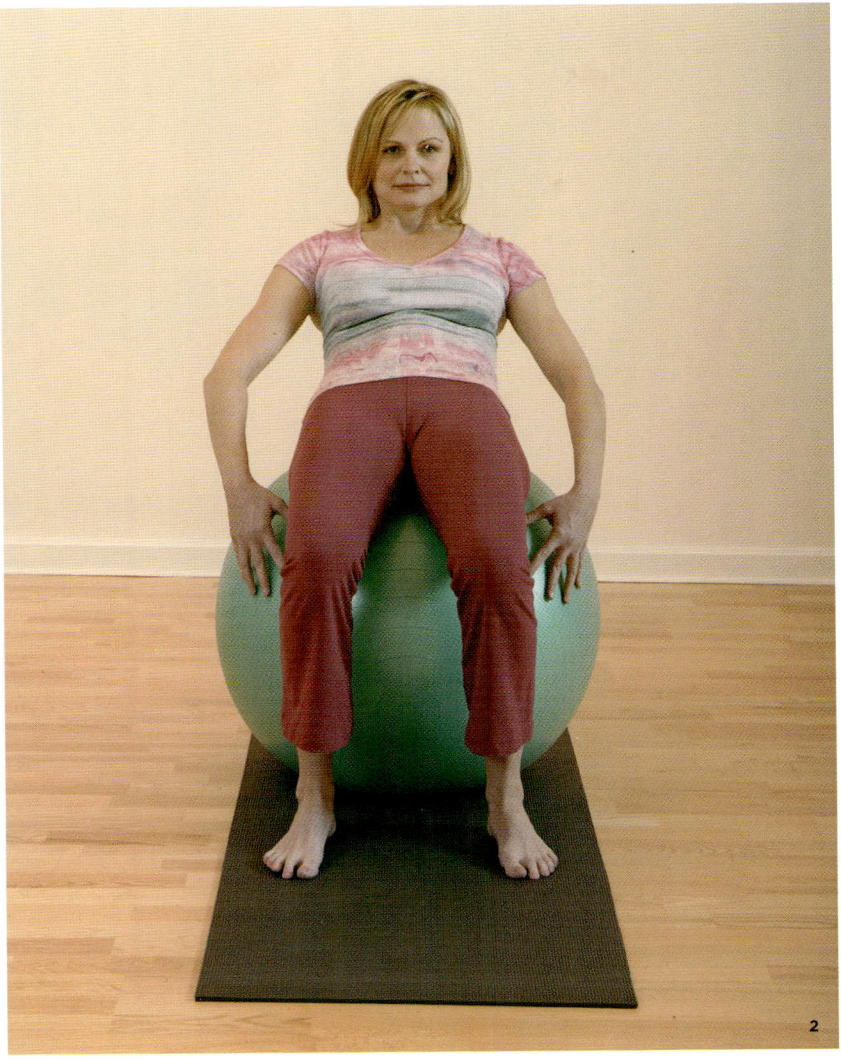

2

2• ÉTIREMENT LATÉRAL DES HANCHES

↘ Ouvre et étire les hanches.

→ Vous êtes assis sur le ballon, les chevilles dans l'alignement des genoux, les pieds ancrés dans le sol.
→ Contractez les abdominaux puis ouvrez la hanche sur le côté droit. Le mouvement part des fesses.
→ Contractez les muscles des cuisses afin de garder les genoux alignés et parallèles.
→ Revenez à la position initiale puis faites le mouvement sur le côté gauche. Voyez si vous sentez plus de tension dans une hanche que dans l'autre.
→ Respirez naturellement et concentrez-vous afin de solliciter les muscles pelviens et les muscles du centre d'énergie les plus profonds.
→ Répétez l'exercice quatre fois.

CONSEILS

Il est primordial que les hanches et les fesses restent stables sur le ballon.

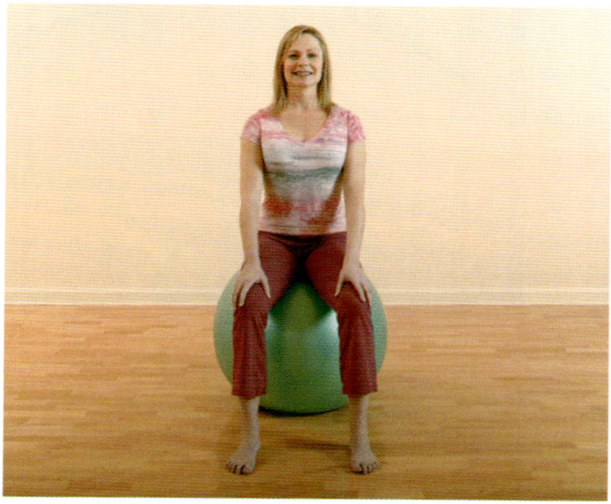

3• BALANCEMENTS DE BRAS

↘ Étire les épaules, la poitrine et le dos.

→ Vous êtes assis au sommet du ballon, le dos droit et les bras le long du corps.
→ Inspirez et gonflez la cage thoracique en faisant rouler le ballon vers l'avant.
→ Levez les bras pour étirer les grands dorsaux et les abdominaux. Les bras sont décontractés.
→ Faites rouler le ballon en arrière et expirez en ramenant les bras le long du corps.
→ Gardez le buste droit et les genoux dans l'alignement des chevilles.
→ Répétez l'exercice six fois en étirant à chaque fois un peu plus les muscles.

CONSEILS

L'étirement au niveau des abdominaux est prononcé. Essayez de ne pas bouger les épaules. Ce sont les muscles de la poitrine et du dos qui travaillent et assurent la stabilité de votre torse.

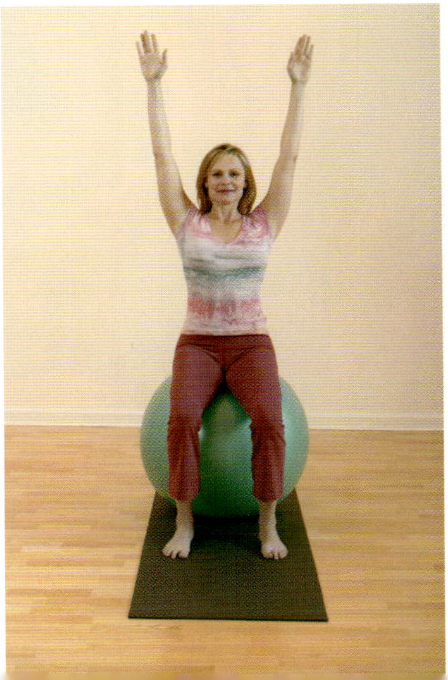

4• ÉTIREMENT DU HAUT DU CORPS

↘ Ouvre les articulations des épaules et du cou.

→ Vous êtes assis sur le ballon, les bras à l'horizontale sur les côtés.
→ Inspirez, ouvrez la poitrine et rapprochez le plus possible les omoplates de la colonne vertébrale en étirant les bras au maximum. Les doigts pointent vers le plafond.
→ Faites deux petits battements des bras.
→ Expirez, arrondissez le dos et faites deux autres battements en contractant les abdominaux et en éloignant le plus possible les omoplates l'une de l'autre. Le bassin reste en position neutre.
→ Répétez l'exercice six fois.

CONSEILS

La cage thoracique remonte et s'éloigne du bassin au lieu de s'en rapprocher.

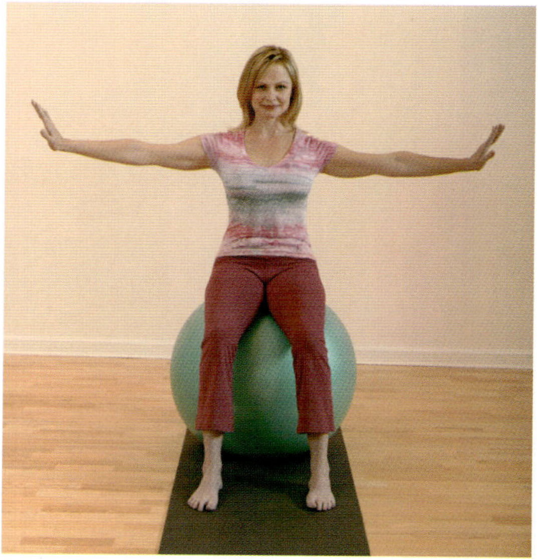

5• ÉTIREMENT LATÉRAL, BRAS ALTERNÉS

↘ Allonge les muscles latéraux et ouvre la cage thoracique.

→ Vous êtes assis sur le ballon. Levez le bras gauche au-dessus de votre tête. La paume est tournée vers l'intérieur. Le bras droit est tendu le long du corps, la paume de la main en appui sur le ballon.
→ Glissez le bras droit le long du ballon pour le rapprocher du sol et étirez le plus possible le bras gauche, ce qui ouvre la cage thoracique.
→ Revenez à la première position, contractez les abdominaux et répétez le mouvement en inversant la position des bras.
→ Répétez quatre fois l'exercice.

CONSEILS

Lorsque vous rapprochez le bras du sol, la paume de la main doit exercer une légère pression sur le ballon afin que la hanche opposée ne remonte pas. Les obliques sont sollicités et assurent la stabilité du centre d'énergie.
La colonne vertébrale est parfaitement droite.

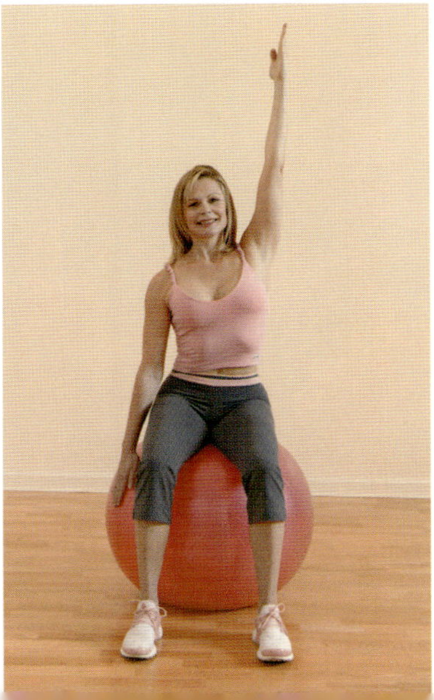

6• FLEXION AVANT DE LA COLONNE VERTÉBRALE

↘ Étire et décontracte le dos et la nuque.

→ Vous êtes assis sur le ballon, le dos droit et les mains posées à plat sur les cuisses. Les doigts pointent vers l'intérieur des cuisses.
→ Allongez la colonne vertébrale en tirant la tête vers le haut.
→ Contractez les abdominaux les plus profonds.
→ Penchez le buste en avant et arrondissez le dos. Le ballon roule vers l'avant, ce qui donne plus de fluidité au mouvement. La tête plonge vers le sol.
→ Appuyez fortement les mains sur les cuisses, contractez les abdominaux et faites rouler le ballon vers l'arrière en déroulant la colonne, vertèbre après vertèbre, en partant de la base du crâne afin de revenir à la position assise.

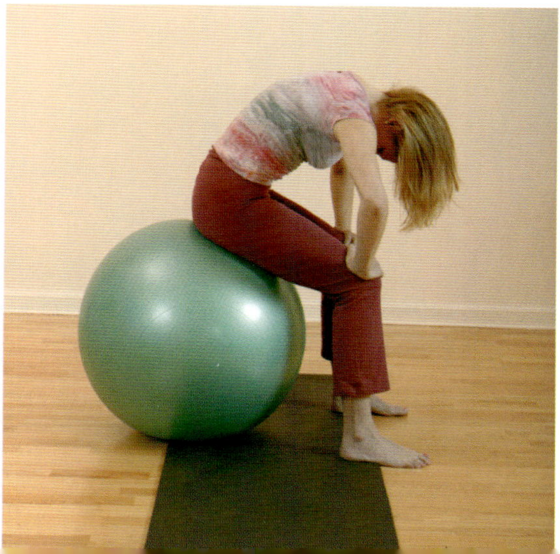

CONSEILS

Si vous avez du mal à garder votre équilibre, essayez de contrôler le ballon. Seule la persévérance vous permettra de progresser.

7• TORSION DU BUSTE

↘ Élimine les tensions dans les muscles latéraux du tronc (obliques).

→ Vous êtes assis sur le ballon, les bras croisés à la hauteur des épaules. Les genoux sont fléchis à 90°.
→ Inspirez et contractez les abdominaux pour éloigner le plus possible la cage thoracique des hanches.
→ Faites une torsion du buste sur la gauche en veillant à ce que les épaules et les coudes forment un rectangle. Le bassin reste immobile – imaginez que l'on tire vos hanches vers l'arrière.
→ La tête suit le mouvement de la colonne vertébrale. Regardez derrière vous. La nuque est dégagée.
→ Revenez à la position initiale et faites une torsion du buste sur la droite.
→ Répétez l'exercice trois fois de suite.

CONSEILS

Veillez à ce que les genoux pointent vers l'avant et restent dans l'alignement des hanches du début à la fin de l'exercice. Commencez par une petite torsion puis accentuez le mouvement au fur et à mesure. Respirez régulièrement.

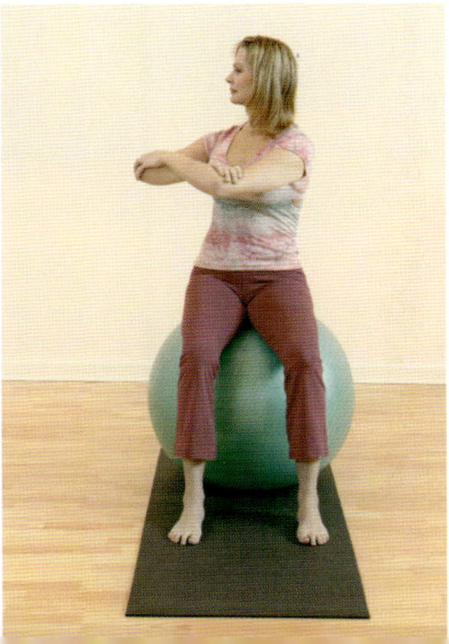

EXERCICES EN POSITION DEBOUT OU EN FLEXION LATÉRALE

Les exercices en position debout favorisent l'équilibre et la coordination des mouvements, font transpirer et sont bénéfiques à toutes les parties du corps.
Nous avons tendance à bouger de manière linéaire en considérant le ballon comme le joint à rotule d'une charnière alors que c'est un outil parfait pour explorer les possibilités et les capacités de nos muscles et de nos articulations.
Certains exercices sont le reflet de ce mode de pensée.
Ils nous procurent du plaisir tout en étant très efficaces et faciles à apprendre. Alors amusez-vous !

8• ÉTIREMENT DES GRANDS DORSAUX *

↘ontrebalance les effets néfastes sur le dos de la position assise lorsque vous restez trop longtemps devant votre ordinateur ou au volant de votre voiture.

→ Vous êtes debout, les pieds joints et les genoux légèrement fléchis.
→ Prenez le ballon dans vos mains en baissant et en éloignant les omoplates l'une de l'autre. Le dos est droit, la poitrine ouverte.
→ Contractez les abdominaux et rentrez le ventre.
→ Appuyez fortement les paumes des mains sur le ballon tout en gardant les doigts souples.
→ En sollicitant les muscles du milieu du dos, levez le ballon au-dessus de la tête.
→ Ramenez le ballon contre vos cuisses en gardant le dos droit.
→ Répétez le mouvement cinq fois.

CONSEILS
Les épaules sont baissées et stables du début à la fin du mouvement.

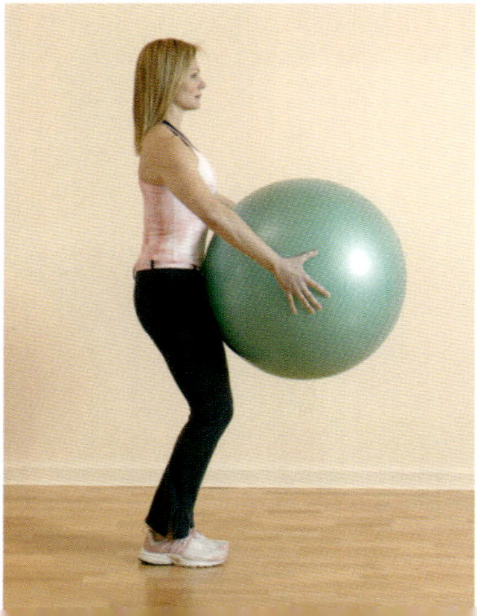

9• FLEXION LATÉRALE *

↘ Étire tout le côté du corps et tonifie les muscles du dos et de la face antérieure du torse.

→ Vous êtes debout, les jambes légèrement plus écartées que la largeur des hanches. Les pieds pointent un peu vers l'extérieur et les genoux sont légèrement fléchis.
→ Prenez le ballon dans vos mains. Les épaules sont baissées et décontractées.
→ Levez le ballon au-dessus de la tête et, en gardant les bras tendus, inclinez-vous sur la gauche.
→ Revenez à la position initiale et inclinez-vous sur la droite.
→ Faites deux séries de chaque côté.

CONSEILS

Contractez correctement les muscles du centre d'énergie avant d'entamer la flexion latérale affine la taille. Les épaules restent dans l'alignement des hanches et ne sont pas tirées en arrière.
Les jambes sont fléchies. Lorsque vous maîtriserez cet exercice, vous pourrez tendre les jambes avant de vous redresser pour revenir à la position initiale.

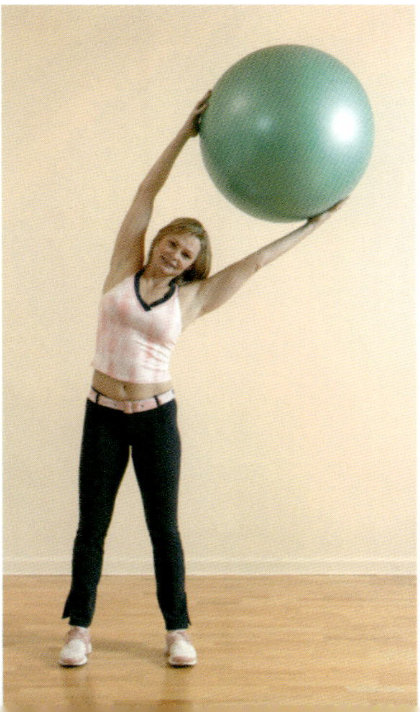

10• DEMI-CERCLES DES BRAS *

↘ Tonifie et étire la taille, le haut du dos et les bras.

→ Vous êtes debout les jambes écartées de la largeur des hanches, les genoux fléchis.
→ Maintenez le ballon à la hauteur de la taille, une main sur le dessus et une main sur le dessous. Ne collez pas le ballon à votre buste afin de voir votre poitrine – ce qui assure la stabilité et la mobilité des omoplates.
→ Levez les coudes pour contracter les pectoraux.
→ Faites rouler le ballon afin que la main sur le dessus se retrouve au-dessous et vice versa. Le mouvement part des épaules et est contrôlé par les coudes.
→ Lorsque vous sollicitez la couche inférieure des abdominaux, veillez à ne pas bouger les hanches et à ne pas contracter les fessiers, ce qui aurait une incidence sur le placement de la poitrine et du haut du corps.
→ Faites huit séries en respirant régulièrement.

CONSEILS

Gardez les hanches immobiles et le dos droit et trouvez votre centre de gravité. Veillez à ce que la cage thoracique ne soit ni projetée en avant, ni tirée en arrière.

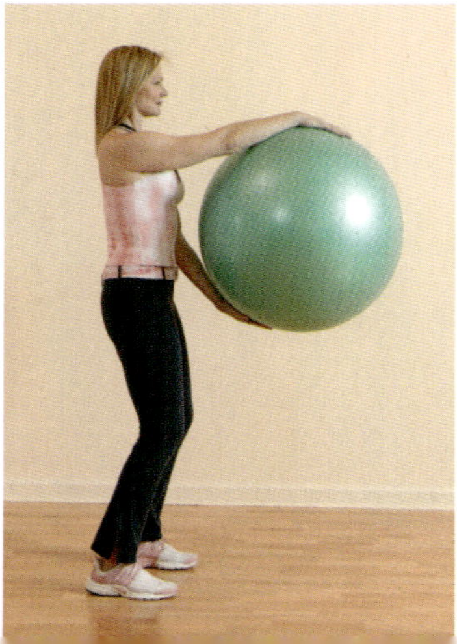

11• DESSINER UN HUIT *

↘ Assouplit le haut du dos et les épaules.

→ Vous êtes debout les jambes écartées de la largeur des hanches, les genoux fléchis.
→ Prenez le ballon dans vos mains à la hauteur de la taille [1].
→ Levez les coudes pour contracter les pectoraux.
→ Dessinez un huit avec le ballon en partant d'une épaule et en changeant de sens au niveau du bassin [2].
→ Le ballon reste devant les épaules et les hanches.
→ Faites une série de six.

CONSEILS

Ne collez pas le ballon contre votre torse afin de voir votre poitrine.

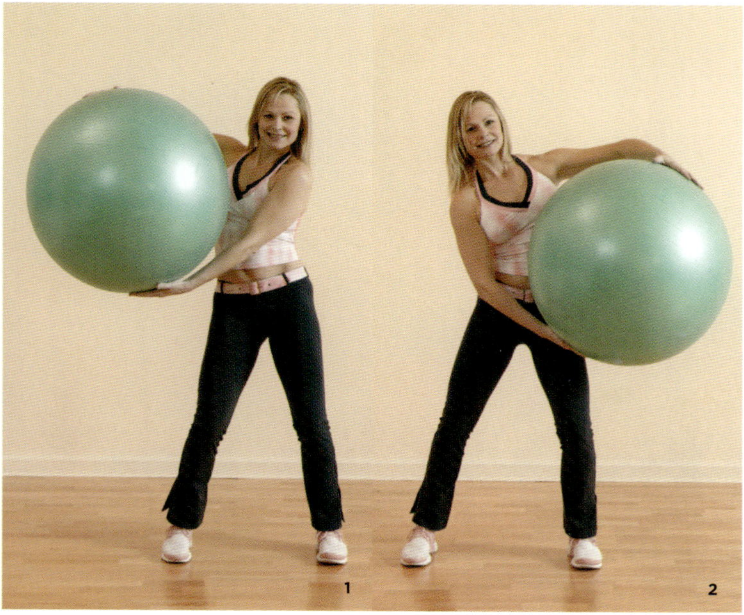

12• FENTE AVANT *

↘ Étire les muscles fléchisseurs des hanches (les muscles qui vont du bas du torse au haut des cuisses) et les ischio-jambiers et sollicite les quadriceps.

→ Faites une fente jambe droite en avant. Les pieds sont parallèles et espacés d'environ 60 cm. Le poids du corps repose sur la plante du pied gauche. Le Swiss Ball est devant la jambe droite.
→ Appuyez fortement le genou droit contre le ballon. Les adducteurs se contractent et le buste se redresse.
→ Contractez les muscles du centre d'énergie et répartissez le poids du corps sur les deux jambes.
→ Fléchissez simultanément les deux genoux et faites rouler le ballon vers l'avant.
→ Revenez à la position initiale.
→ Répétez le mouvement six fois puis inversez la position des jambes régulièrement.

CONSEILS
La colonne vertébrale reste droite.

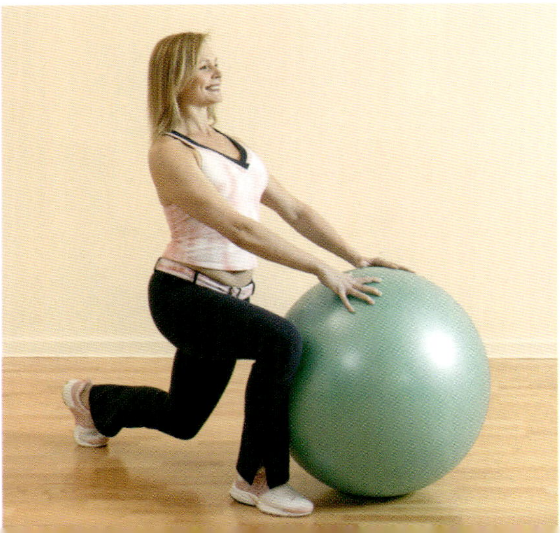

13• ÉTIREMENT DE LA COLONNE VERTÉBRALE *

↘ Étire tout le dos.

→ Vous êtes debout, les pieds joints et les cuisses collées l'une contre l'autre. Le ballon est devant vous. Le poids du corps est également réparti sur les deux pieds [1].
→ Arrondissez le dos et posez les mains à plat sur le ballon. Les bras sont tendus.
→ Faites rouler le ballon en avant en gardant le dos rond puis étirez votre colonne vertébrale vertèbre après vertèbre [2]. Vous sentez un étirement au niveau des grands dorsaux et des ischio-jambiers.
→ Ramenez le ballon vers vous en gardant les bras tendus et en serrant les omoplates.
→ Contractez les abdominaux et les ischio-jambiers et revenez lentement à la position debout.
→ Répétez cinq fois l'exercice.

CONSEILS

Les genoux sont tendus ou fléchis selon que vos ischio-jambiers sont souples ou raides.

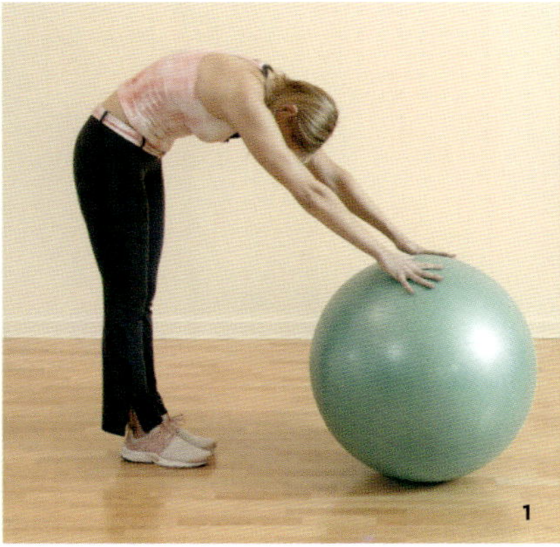
1

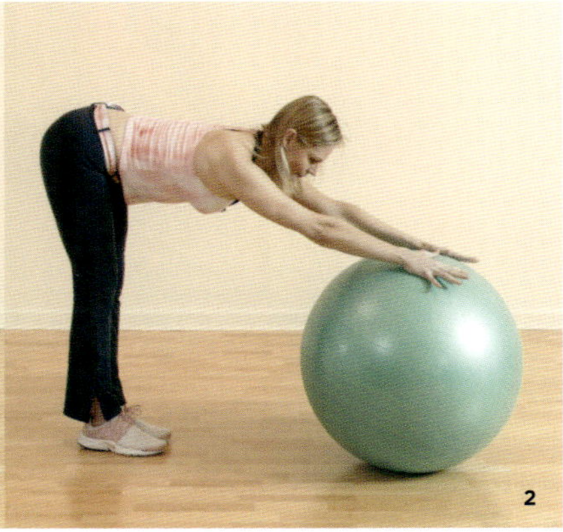
2

14• TORSION DU BUSTE, MAIN SUR LA HANCHE *

↘ Tonifie la bandelette ilio-tibiale, longue bande fibreuse située sur la face externe de la cuisse.

→ Vous êtes debout, le dos droit. Faites un pas en avant – d'environ 90 cm. Pointez les orteils du pied arrière vers l'intérieur et ceux du pied avant vers l'extérieur afin que les pieds soient parallèles [1].
→ En gardant le bassin stable, fléchissez doucement les genoux afin de décoller le talon du pied arrière du sol.
→ Le ballon est au niveau du talon du pied avant. Posez le bout de vos doigts sur le ballon et l'autre main sur la hanche.
→ Fléchissez le genou de la jambe en avant. La hanche pivote vers l'arrière [2].
→ En même temps, faites rouler le ballon vers l'avant en gardant le bras tendu. La colonne vertébrale est droite.
→ Sollicitez les abdominaux et les muscles de la face externe de la cuisse. Le coude et le torse sont tirés vers l'arrière.
→ Ramenez le ballon près de vous et répétez l'exercice plusieurs fois en accentuant peu à peu la rotation du buste.
→ Faites trois séries de chaque côté.

CONSEILS

Inversez la position des jambes et recommencez.

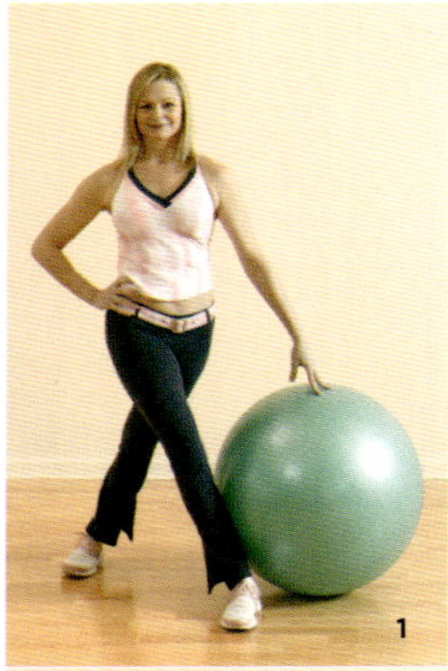

1

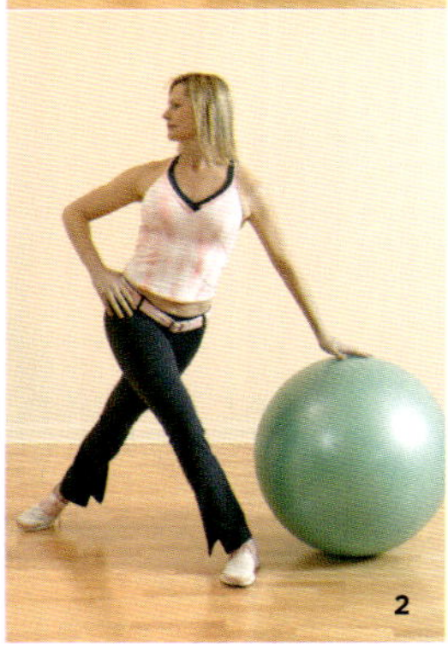

2

15• TORSION DU BUSTE, BRAS TENDU **

↘ Tonifie la bandelette ilio-tibiale, longue bande fibreuse située sur la face externe de la cuisse.

→ À partir de la position 2 de l'exercice précédent, accentuez l'étirement en fléchissant un peu plus le genou de la jambe en avant et en tendant le bras le plus loin possible derrière vous.
→ Faites huit flexions du genou puis maintenez, comptez jusqu'à huit et inversez la position des jambes.

CONSEILS

Redressez le buste comme si vous étiez sur le dos d'un cheval.

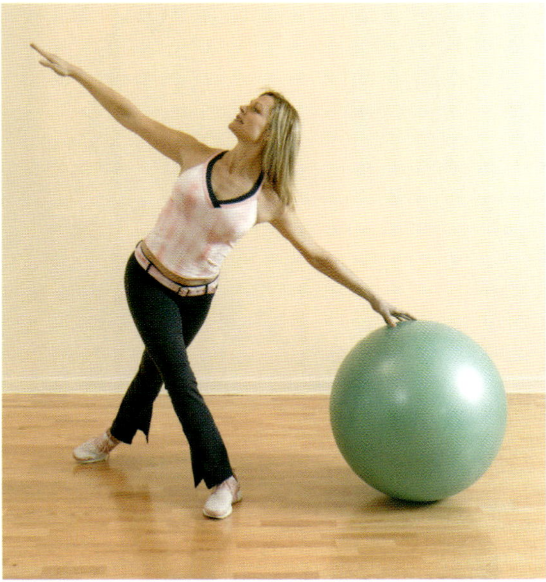

16• ACCROUPISSEMENTS DOS AU MUR *

↘ Cet exercice s'adresse tout particulièrement aux skieurs car il est basé sur l'équilibre et la prise de conscience de l'alignement du corps.

→ Vous êtes debout dos à un mur, le Swiss Ball est placé entre vos cervicales et vos lombaires. Les genoux sont fléchis à 90°. Le bassin est en position neutre.
→ Pour éviter que le ballon ne remonte le long du mur au fur et à mesure que vous vous accroupissez, collez la colonne vertébrale au ballon en contractant les abdominaux. Le dos est parfaitement droit. Lorsque les genoux sont dans l'alignement des hanches, immobilisez-vous.
→ Revenez lentement à la position initiale.
→ Répétez l'exercice six fois en maintenant la position assise durant dix secondes lors des deux dernières flexions.

CONSEILS

Lorsque la posture est correcte et que la colonne vertébrale est stabilisée, concentrez-vous et contractez les muscles des cuisses tout en sollicitant fortement les abdominaux afin que le poids du corps ne soit pas supporté uniquement par les genoux et les chevilles. Ne vous inquiétez pas si vous avez l'impression que seuls les muscles de la face antérieure des cuisses travaillent lorsque vous vous accroupissez.

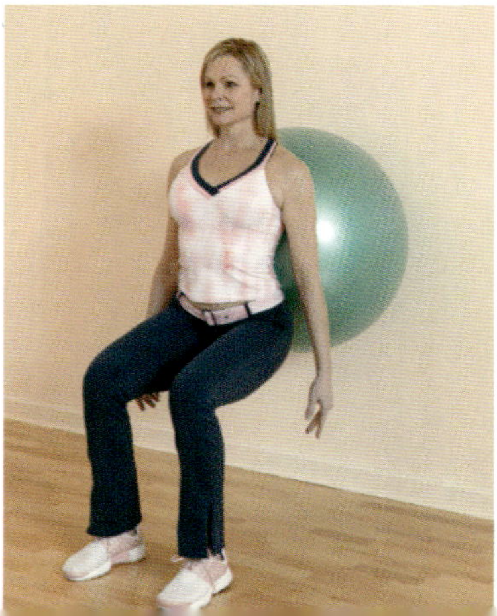

17• GRAND PLIÉ, DÉPART EN DEUXIÈME POSITION *

↘ Tonifie et étire les ischio-jambiers (muscles sur la face postérieure de la cuisse) et les quadriceps (muscles sur la face antérieure de la cuisse) et il raffermit les fesses.

→ Vous êtes debout devant le ballon en deuxième position (les pieds espacés d'environ 50 cm et ouverts à 180° dans un plan frontal). Les bras sont tendus et les mains juste derrière les hanches sont posées sur le ballon [1].
→ Contractez les abdominaux et les muscles du dos et ouvrez la poitrine. Le bassin est en position neutre.
→ Fléchissez les genoux pour faire un grand plié – amenez les genoux au-dessus des deuxièmes orteils [2].
→ Faites rouler le ballon vers l'arrière en gardant les bras tendus.

CONSEILS

Contractez les abdominaux. Lorsque le buste se baisse, le mouvement part de la hanche. Vous sentez un étirement au niveau des muscles des hanches et des glutéaux (fessiers). Penchez-vous légèrement en arrière et appuyez les mains sur le ballon afin de solliciter les triceps. Baissez les épaules afin de stabiliser et d'ouvrir la poitrine.

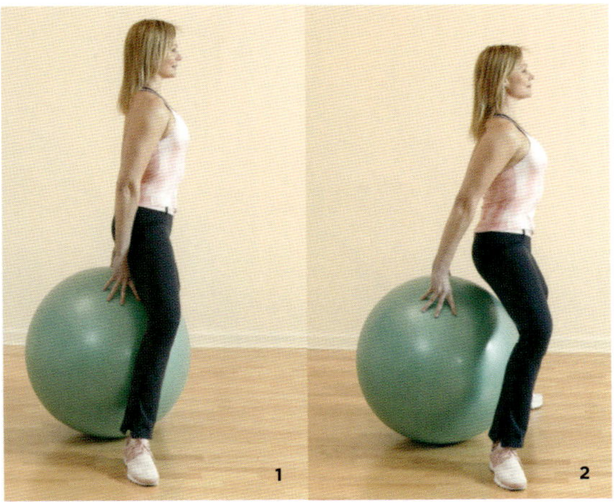

18• ACCROUPISSEMENTS **

↘ Remodèle et tonifie les fesses et les cuisses.

→ Vous êtes debout, les pieds écartés. Contractez les muscles des cuisses et des hanches afin de préserver la courbure lombaire de la colonne vertébrale. Les abdominaux sont rentrés et remontent vers la cage thoracique.
→ Le ballon est à la hauteur de la poitrine. Le dos est droit.
→ Le poids du corps est réparti sur les fesses et le haut des cuisses. Fléchissez les genoux pour faire un grand plié et, en ouvrant la poitrine, levez le ballon au-dessus de la tête. La colonne vertébrale est aussi droite que possible, les genoux sont fléchis et sont au-dessus des deuxièmes orteils.
→ Répétez le mouvement huit fois.

CONSEILS

La colonne vertébrale est droite et la poitrine ouverte, ce qui facilite le mouvement des bras.

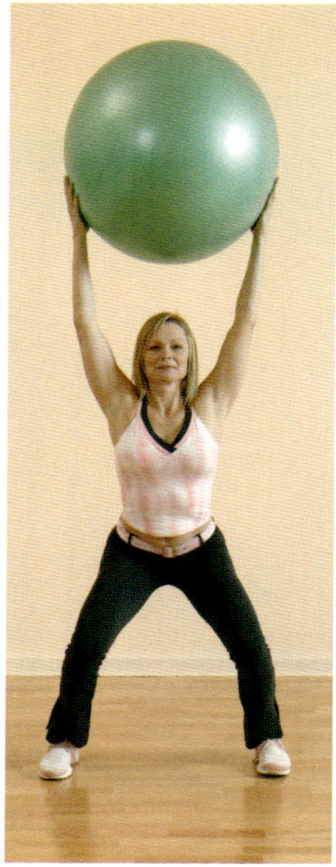

19• FENTE, LE BALLON EN APPUI SUR LA CUISSE **

↘ Tonifie les muscles sollicités au cours de la marche et la bandelette ilio-tibiale – longue bande fibreuse située sur la face externe de la cuisse.

→ Vous êtes debout, les pieds parallèles mais espacés d'environ 90 cm. Fléchissez le genou de la jambe avant afin de faire une fente. Le ballon est en appui sur la cuisse de la jambe fléchie. Décollez du sol le talon du pied arrière. Le poids du corps repose sur le dessous des orteils. Les chevilles sont parallèles et les hanches stables [1].

→ Posez les avant-bras sur le haut du ballon et exercez une pression [2].

→ Accentuez la fente puis revenez lentement à la position de départ en comptant jusqu'à trois.

→ Faites deux séries de six en inversant la position des jambes entre les séries.

CONSEILS

La poitrine se soulève alors que les abdominaux s'étirent. La colonne vertébrale s'allonge. Les hanches sont alignées.

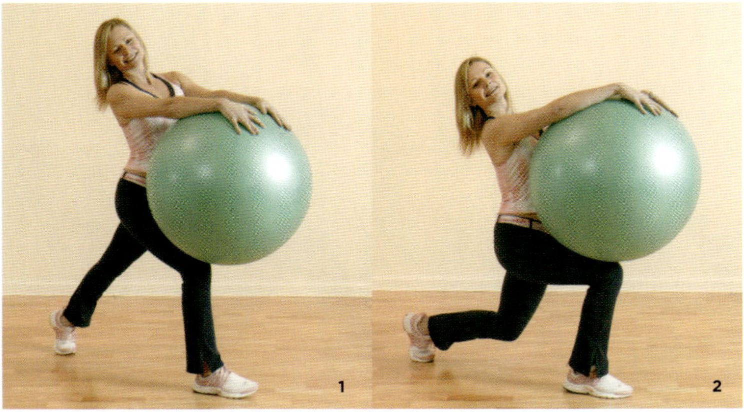

20• LES SAUTS DE GRENOUILLE *

↘ Tonifie tous les muscles des jambes.

→ Vous êtes debout, jambes écartées. Les orteils pointent vers l'extérieur. Posez le ballon sur le sol face à vous.
→ Fléchissez les genoux, posez les mains sur le ballon et glissez les coudes à l'intérieur des cuisses [1].
→ Exercez une pression des coudes sur les cuisses afin de les garder ouvertes. Contractez les fessiers et les abdominaux afin que le poids du corps ne repose pas sur les genoux.
→ En sollicitant les muscles des cuisses, des voûtes plantaires et des fesses, sautez en l'air en levant en même temps le ballon au-dessus de votre tête. Prenez appui sur la pointe des pieds et tendez les jambes au maximum. Les mouvements plyométriques (sauts qui reposent sur la coordination, la puissance et la vitesse) sont particulièrement bénéfiques aux personnes pratiquant le skate-board, notamment [2].
→ Faites cinq à huit sauts consécutifs.

CONSEILS

Levez le ballon au-dessus de votre tête au moment où vous contractez les muscles de la voûte plantaire pour décoller les talons du sol. Pour revenir à la position initiale, posez tout d'abord les orteils au sol puis la plante et enfin le talon. Les genoux ne doivent pas tomber vers l'intérieur. Pour ce faire, contractez les muscles de la face externe de la hanche et les fessiers. Si vous avez des problèmes au niveau de la colonne vertébrale, ne pratiquez pas cet exercice.

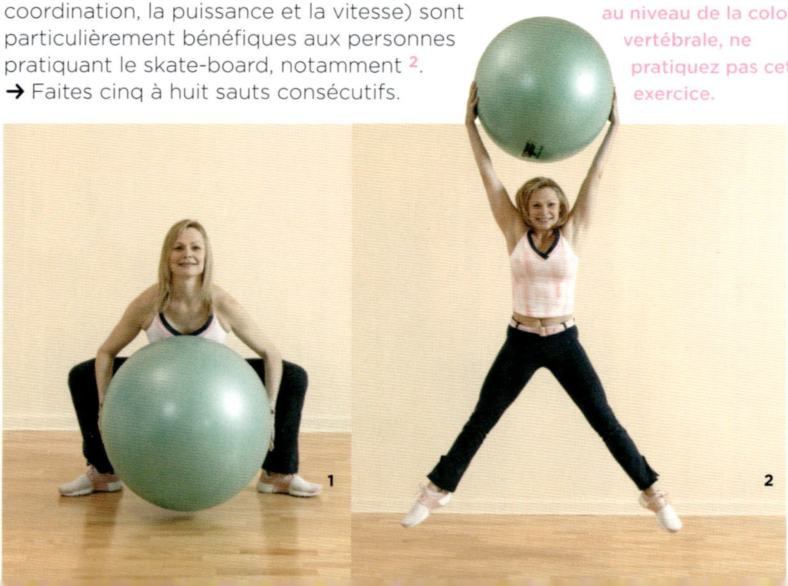

1

2

21• EXTENSION DE LA HANCHE, JAMBE VERS L'ARRIÈRE ***

↘ Tonifie le haut du dos et raffermit les fessiers.

→ Vous êtes debout, le ballon devant vos genoux. Posez les mains sur le sommet du ballon. Fléchissez un genou jusqu'à ce qu'il touche le ballon. Maintenez le ballon en place en gardant les bras tendus. C'est le haut du dos et les omoplates qui travaillent 1.
→ Levez l'autre jambe sans la fléchir. Les hanches sont alignées et vous sentez un étirement sur le côté de la hanche et de la cuisse qui supporte le poids du corps. Tendez la jambe en appui sur le sol et faites rouler le ballon devant vous en étirant le torse 2.
→ En gardant la jambe arrière tendue, faites des extensions et des flexions de la cheville. Vous devez sentir un étirement dans le mollet.
→ Répétez quatre fois l'exercice puis inversez la position des jambes.

CONSEILS

Cet exercice ne s'adresse pas aux débutants. Veillez à garder le ballon devant vous de manière à solliciter en même temps les muscles du dos et les abdominaux pour maintenir la poitrine ouverte.

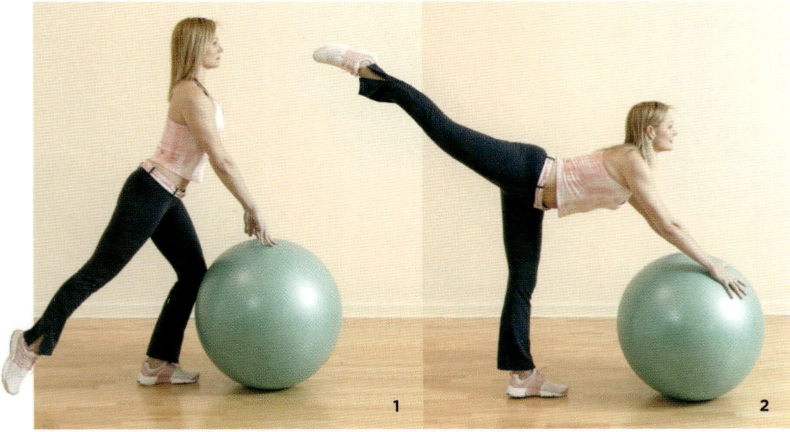

22• BATTEMENTS DE JAMBE ***

↘ Améliore la posture, Tonifie et étire les muscles des jambes.

→ Vous êtes debout, les pieds joints et les genoux légèrement fléchis. Prenez le ballon entre vos mains et appuyez-le contre votre bassin. Les bras sont tendus 1.
→ Levez le ballon au-dessus de la tête en levant une jambe devant vous aussi haut que possible. La jambe est tendue 2.
→ Répétez le mouvement huit fois puis inversez la position des jambes.

CONSEILS

Lever le ballon vous aide à solliciter les muscles du centre d'énergie afin de préserver la connexion entre le bassin et la cage thoracique au moment où la jambe quitte le sol.

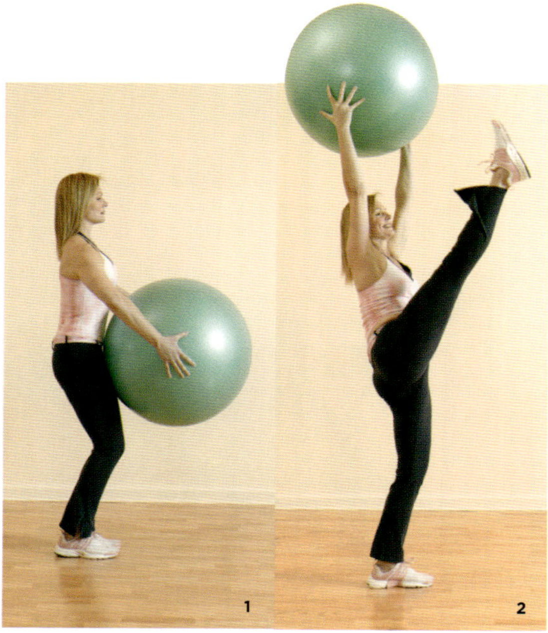

23. TRICEPS : FLÉCHISSEMENT DES AVANT-BRAS ***

↘ Sollicite simultanément plusieurs groupes de muscles : muscles sur la face postérieure du bras, fessiers et adducteurs.

→ Vous êtes debout. Faites une révérence, les jambes croisées, la jambe droite tendue en arrière et le genou gauche fléchi. Le buste est droit et les pieds parallèles. Le talon droit est décollé du sol, le poids du corps repose sur les orteils et le talon du pied gauche.
→ Mettez le ballon devant la cuisse gauche puis faites-le rouler devant vous en gardant les bras tendus et en faisant des mouvements circulaires. Les hanches se lèvent et sont tirées en arrière.
→ Continuez le mouvement d'avant en arrière. Les hanches s'ouvrent.
→ Répétez l'exercice quatre à six fois, comptez jusqu'à huit en maintenant la position de la révérence et inversez la position des jambes.

CONSEILS

Lorsque vous faites une fente, sollicitez les muscles de la voûte plantaire afin qu'il y ait une bonne répartition du poids du corps. Pendant tout le mouvement, contractez les muscles du centre d'énergie comme lorsque vous avez envie d'uriner mais que vous êtes obligé de vous retenir.

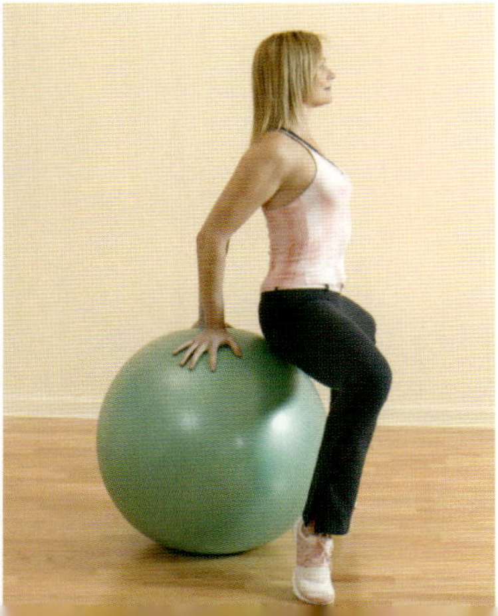

24• MOUVEMENTS CIRCULAIRES DES BRAS, RÉVÉRENCE ***

↘ C'est l'exercice qui tonifie le plus les muscles glutéaux (fessiers).

→ Vous êtes debout. Faites une révérence, les jambes croisées, la jambe droite tendue en arrière et le genou gauche fléchi. Le buste est droit et les pieds parallèles. Le talon droit est décollé du sol, le poids du corps repose sur les orteils et le talon du pied gauche.
→ Mettez le ballon devant la cuisse gauche puis faites-le rouler devant vous en gardant les bras tendus et en faisant des mouvements circulaires. Les hanches se lèvent et sont tirées en arrière.
→ Continuez le mouvement d'avant en arrière. Les hanches s'ouvrent.
→ Répétez l'exercice quatre à six fois, comptez jusqu'à huit en maintenant la position de la révérence et inversez la position des jambes.

CONSEILS

Lorsque vous faites une fente, sollicitez les muscles de la voûte plantaire afin qu'il y ait une bonne répartition du poids du corps. Pendant tout le mouvement, contractez les muscles du centre d'énergie comme lorsque vous avez envie d'uriner mais que vous êtes obligé de vous retenir.

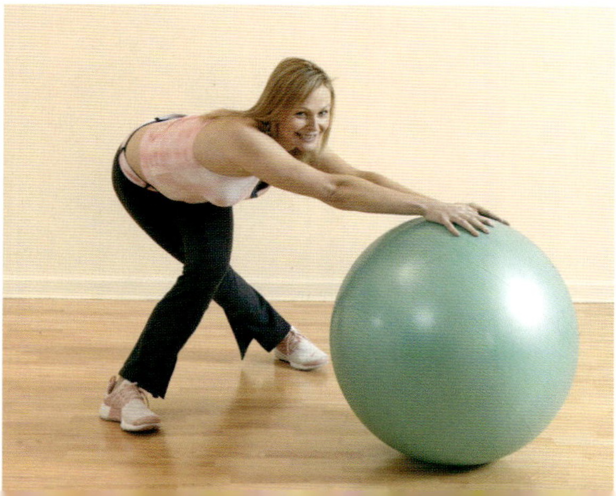

25• FLEXION DU BUSTE ET BATTEMENTS DE JAMBE ***

↘ Affine la face externe des cuisses et sollicite les obliques afin que le corps reste aligné. Peu à peu, votre posture s'améliore et votre taille s'affine

→ Vous êtes à genoux sur un tapis de gymnastique. Mettez le ballon contre la hanche gauche et maintenez-le avec le bras. Inclinez-vous afin de coller la cage thoracique et le bassin contre le ballon. Posez les mains derrière la tête [1].
→ Levez la jambe droite à la hauteur de la hanche en maintenant le ballon contre votre corps avec le bras gauche [2].
→ Abaissez la jambe droite vers le sol.
→ Faites une série de cinq battements puis inversez la position des jambes.

CONSEILS

Les hanches et le bassin restent, dans la mesure du possible, collés au ballon.

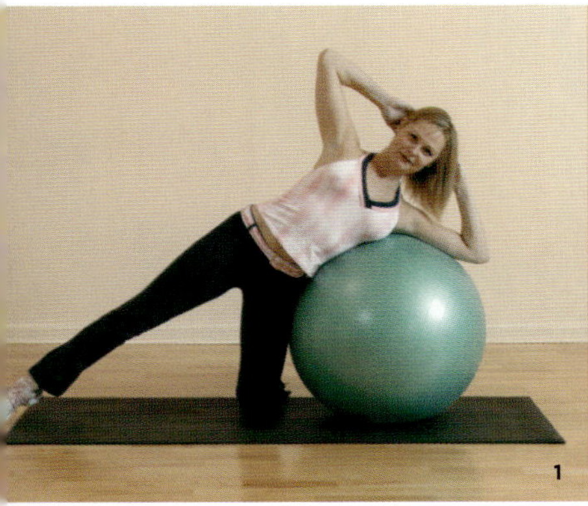

1

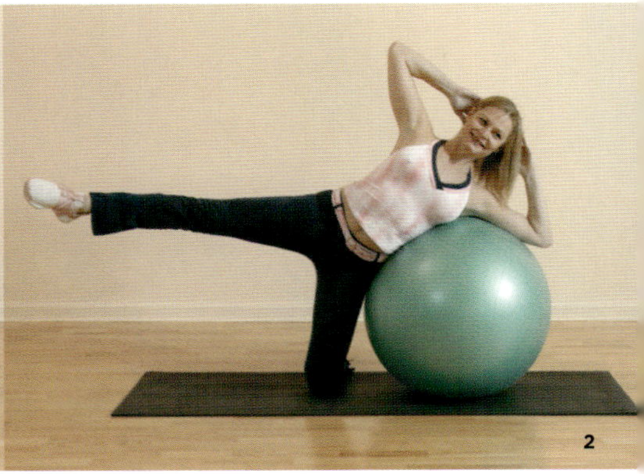

2

EXERCICES EN POSITION ASSISE

Vous pensez probablement que les exercices en position assise sont d'une extrême simplicité. Eh bien, en vérité, rester assis sur un ballon sans qu'il roule est un exercice en soi relativement complexe. Dans les exercices ci-après, non seulement vous êtes assis sur un ballon, mais en plus vous faites des mouvements, ce qui est beaucoup plus difficile qu'il n'y paraît. Quel que soit l'exercice, vous ne devez en aucun cas relâcher les muscles du centre d'énergie qui vous permettent de contrôler votre corps et de garder les membres et le buste stables.

26• FLEXIONS LATÉRALES * DU TORSE

↘ Étire les muscles sur les côtés du buste et affine la taille.

→ Vous êtes assis sur le Swiss Ball. Le bras gauche est levé vers le plafond, le bras droit le long du corps et la main droite posée sur le ballon 1.
→ Fléchissez le torse sur la droite. Vous sentez un étirement dans le côté gauche 2.
→ Revenez à la position initiale et faites l'exercice de l'autre côté.
→ Répétez l'exercice dix à douze fois.

CONSEILS

Attention à ne pas bouger le bassin.

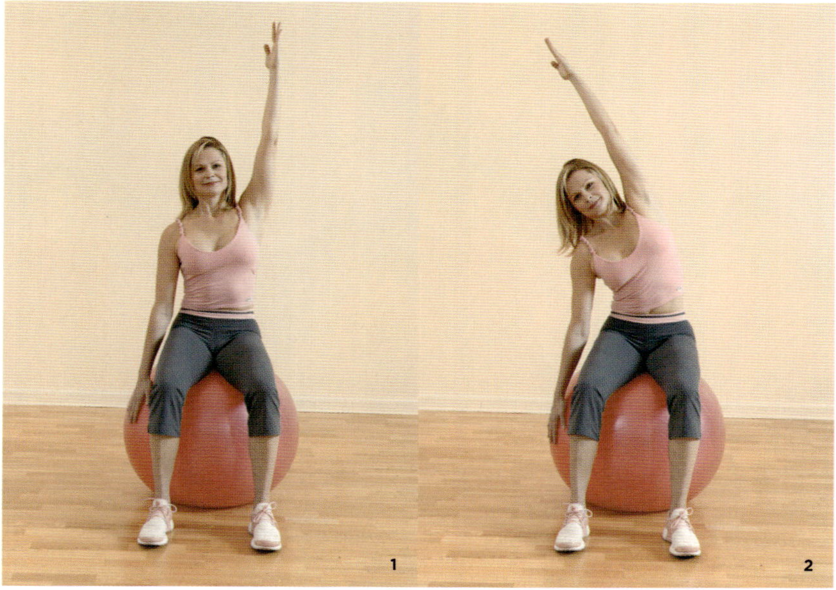

27• EXTENSION D'UNE JAMBE *

↘ Tonifie les quadriceps.

→ Vous êtes assis sur le ballon. Dans un premier temps, posez les mains sur le ballon. Levez le genou droit puis tendez la jambe en poussant sur le talon [1].

→ Sollicitez l'articulation de la cheville : pointe de pied tendue puis pied en flexion [2].

→ Revenez à la position initiale et tendez la jambe gauche.

→ Répétez l'exercice dix à douze fois.

CONSEILS

Lorsque vous maîtriserez l'exercice, vous lèverez les bras horizontalement à la hauteur des épaules.

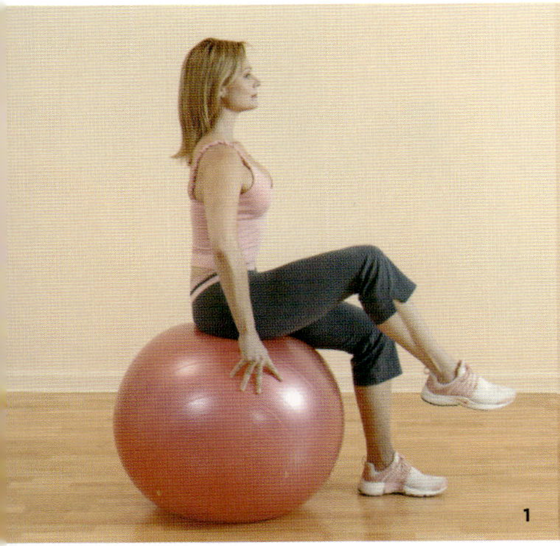

1

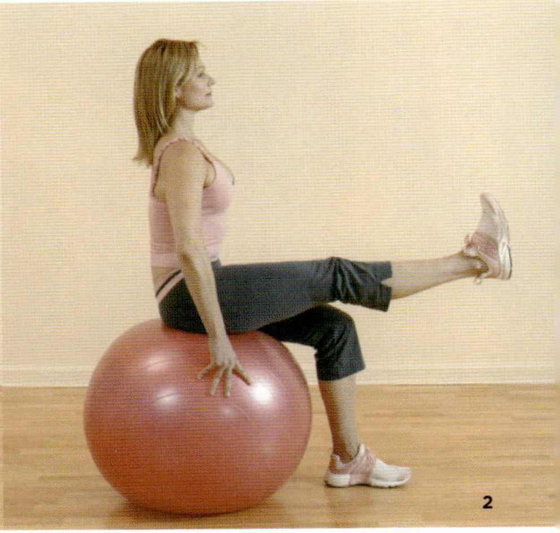

2

28• GENOUX SUR LA POITRINE *

↘ Tonifie les abdominaux et les muscles lombaires.

→ Vous êtes assis sur le sommet du ballon, les genoux fléchis à 90° et les mains posées à plat sur le ballon [1].

→ Ramenez en même temps les genoux sur la poitrine en contractant fortement les abdominaux [2].

→ Revenez à la position initiale.

→ Répétez cinq fois l'exercice.

CONSEILS

Entraînez-vous jusqu'à ce que vous soyez capable de faire une série de quinze.

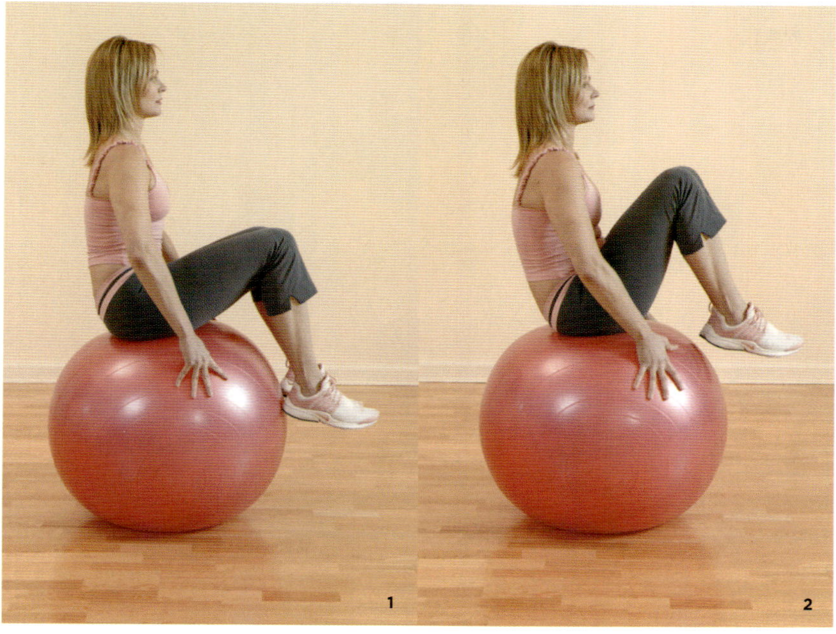

29• ÉTIREMENT DES ISCHIO-JAMBIERS *

↘ Tonifie et allonge les muscles de la face postérieure de la cuisse entre les fesses et les genoux.

→ Vous êtes assis sur le ballon, la jambe droite tendue et le pied en flexion. Les mains sont posées sur le genou gauche.
→ Penchez-vous en avant en étirant au maximum le buste sans décoller les fesses.
→ Changez de jambe et posez les mains sur le genou gauche.
→ Répétez dix à douze fois le mouvement.

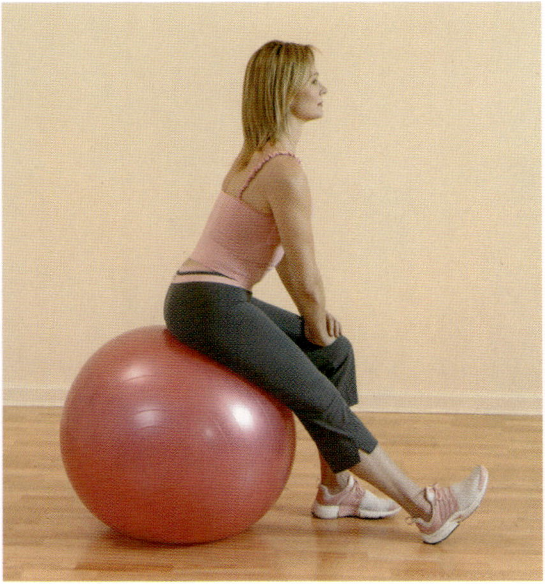

CONSEILS

Alternez la position des jambes et des mains.

30• FLEXION LATÉRALE DU TORSE À GENOUX *

↘ Étire les muscles sur les côtés du buste, ouvre la poitrine et augmente la capacité respiratoire.

→ Vous êtes à genoux sur le sol. Levez le ballon au-dessus de votre tête. Les bras sont tendus [1].
→ Penchez-vous sur la droite en tirant les hanches sur la gauche. Le buste n'est pas projeté en avant [2].
→ Revenez à la position initiale et faites une flexion sur la gauche.
→ Répétez le mouvement cinq fois.

CONSEILS
Les fesses pointent vers le sol.

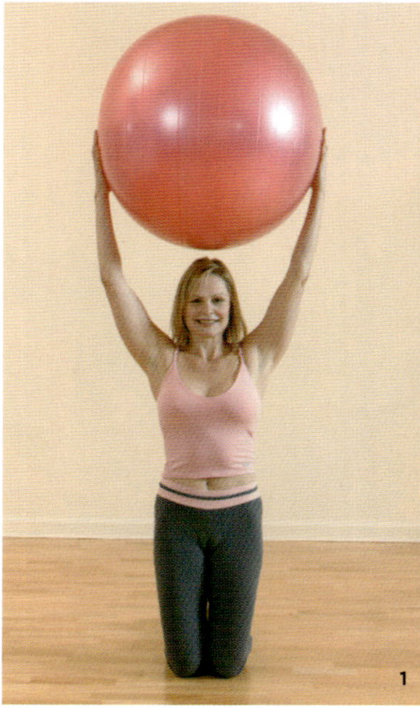

1

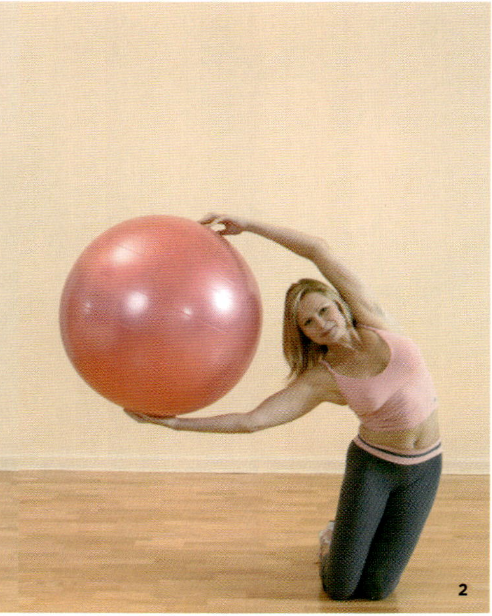

2

31• EXTENSION JAMBE TENDUE *

↘ Tonifie et allonge les muscles des jambes ; idéal pour avoir les jambes galbées des danseuses !

→ Vous êtes assis sur le ballon, les jambes écartées de la largeur des hanches, en appui sur la plante des pieds. Levez les bras au-dessus de la tête.
→ Tendez la jambe droite sans poser le talon gauche sur le sol.
→ Revenez à la position initiale et inversez la position des jambes.
→ Répétez huit fois le mouvement.

CONSEILS

Sollicitez l'articulation de la cheville droite : pied pointé et pied en flexion.

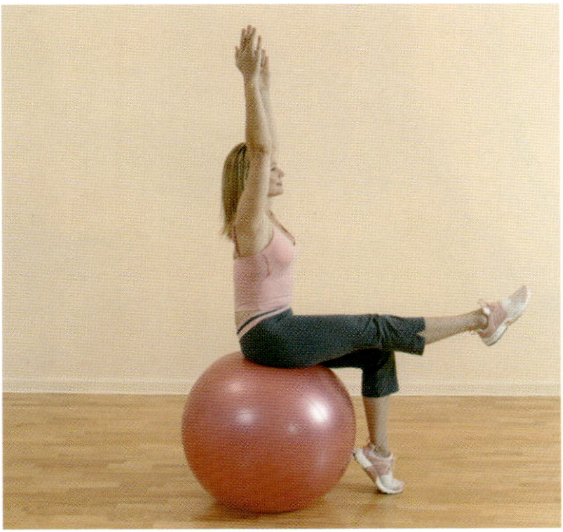

32• TRANSFERT DU POIDS D'UNE JAMBE SUR L'AUTRE ***

↘ Tonifie les muscles des jambes, les fessiers mais également les muscles du centre d'énergie.

→ Vous êtes debout, le ballon entre les jambes, le dos droit et les bras le long du corps. Les épaules sont baissées et décontractées. Le mollet gauche est en appui sur le ballon. Le poids du corps repose sur la jambe droite 1.

→ Fléchissez le genou droit et accroupissez-vous sur le ballon. Les pointes de pieds pointent vers l'extérieur. Vous êtes en deuxième position (danse classique) 2.

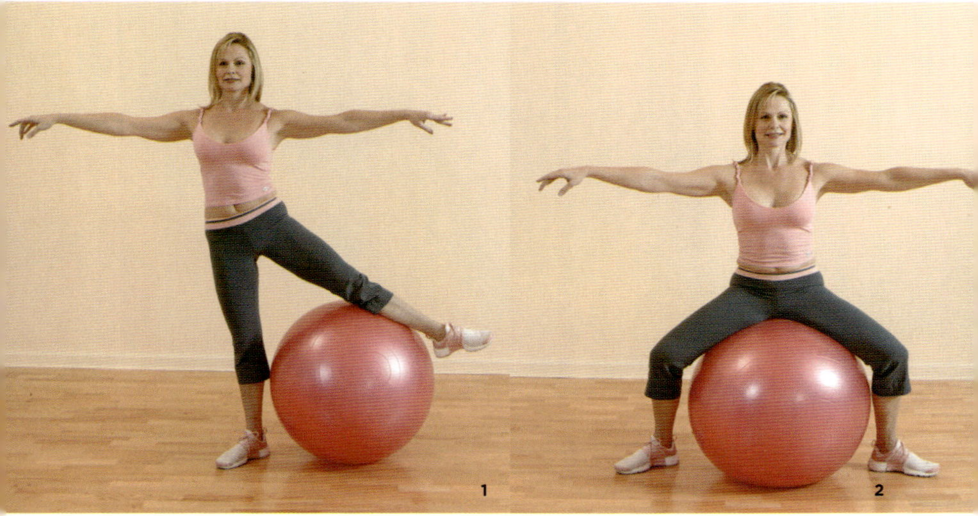

→ Redressez-vous en transférant le poids du corps sur la jambe gauche et en faisant glisser la jambe droite sur le ballon jusqu'à ce que le mollet prenne appui sur le ballon 3 et 4.

→ Répétez dix fois le mouvement.

CONSEILS

Si, du début à la fin de l'exercice, vous gardez les bras tendus horizontalement, les triceps et les muscles des épaules seront plus toniques.

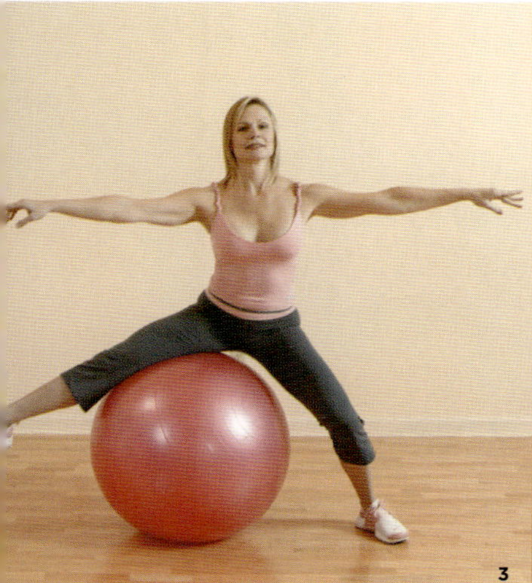

3

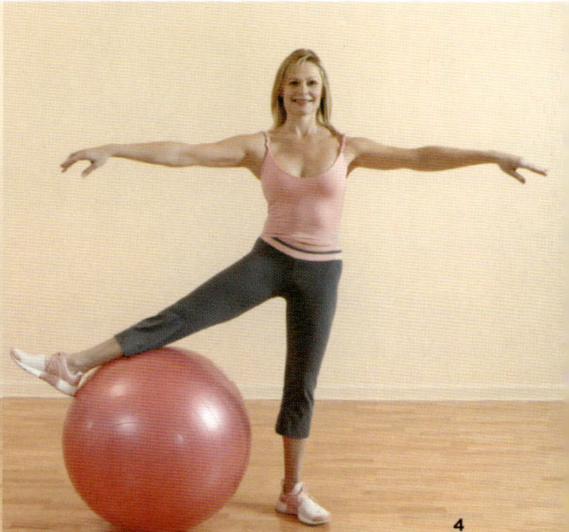

4

33• ÉTIREMENT DU BUSTE, BALLON FACE À VOUS *

↘ Étire le dos et le haut du corps. Il sollicite les muscles transverses (abdominaux les plus profonds, muscles stabilisateurs du tronc).

→ Vous êtes assis sur le sol. Les jambes tendues dessinent un V. Les pieds sont en flexion. Le ballon est entre vos cuisses. Les mains sont posées sur le ballon.
→ Faites rouler le ballon vers l'avant pour étirer au maximum les muscles du dos.
→ Revenez à la position initiale.
→ Répétez l'exercice cinq fois.

CONSEILS

Maintenez la position en inspirant et en expirant profondément plusieurs fois de suite.

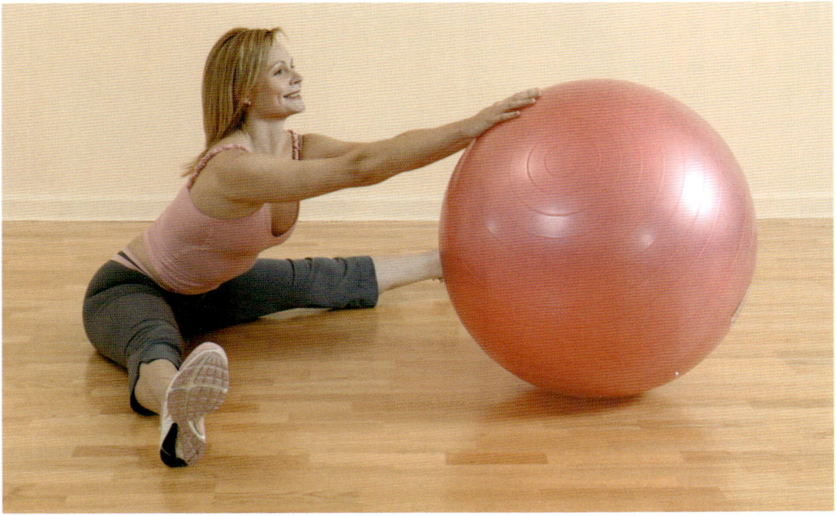

34• ÉTIREMENT DU BUSTE, BALLON SUR LE CÔTÉ **

↘ Ce mouvement, emprunté à la méthode Pilates, tonifie tous les muscles du centre d'énergie – abdominaux, pectoraux et muscles dorso-lombaires.

→ Vous êtes assis sur le sol. Les jambes tendues sont ouvertes au maximum et dessinent un V. Les pieds sont en flexion. Le ballon est devant vous. Les bras sont tendus, les mains sont à plat sur le ballon.
→ Faites rouler le ballon vers le pied gauche en gardant les deux hanches collées au sol.
→ Revenez à la position initiale et faites rouler le ballon vers le pied droit.
→ Répétez le mouvement cinq fois.

CONSEILS
Veillez à ne pas décoller les hanches.

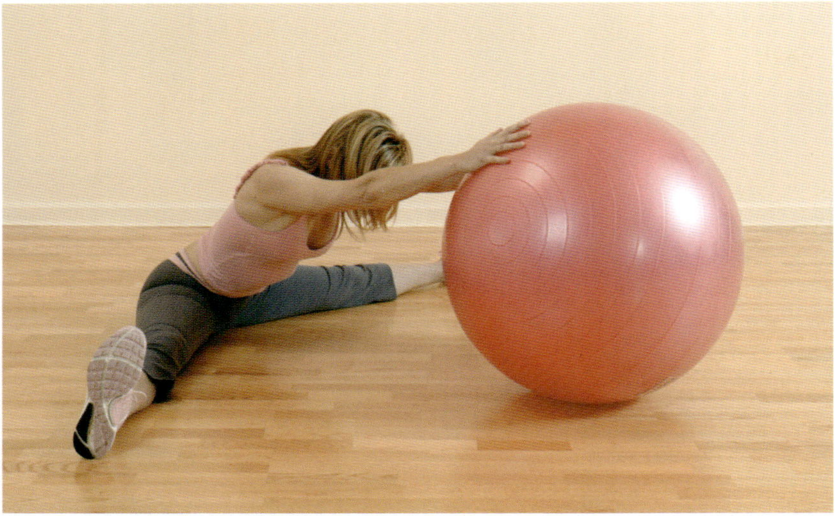

EXERCICES AVEC HALTÈRES

Les exercices de type « résistance », c'est-à-dire les exercices avec des poids ou des haltères, sont particulièrement bénéfiques. Au fil des ans, notre masse musculaire et notre capital osseux diminuent, nous prenons du poids, notre corps est moins robuste et nous avons de plus en plus de difficultés à bouger.

35• LEVER VERTICAL DES BRAS *

➘ Fait travailler le dessus et la face antérieure des épaules et améliore la posture.

→ Vous êtes assis sur le ballon, les pieds écartés de la largeur des hanches et les avant-bras sur les cuisses (les paumes tournées vers le plafond). Prenez un haltère dans chaque main et fléchissez les coudes [1].
→ Amenez les mains à la hauteur des épaules (curl) en sollicitant vos biceps. Puis levez doucement les bras. Le mouvement part des épaules [2].

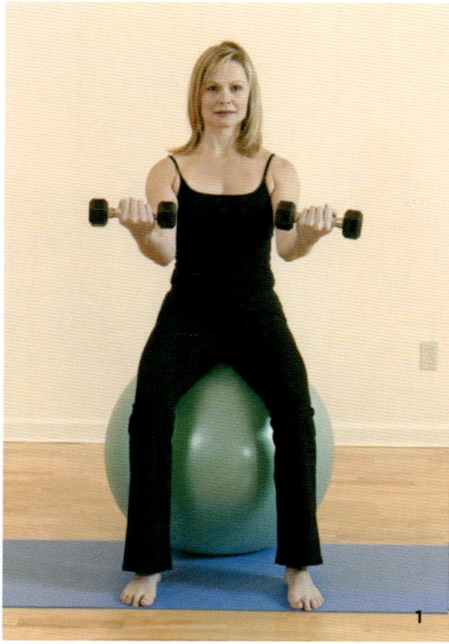

1

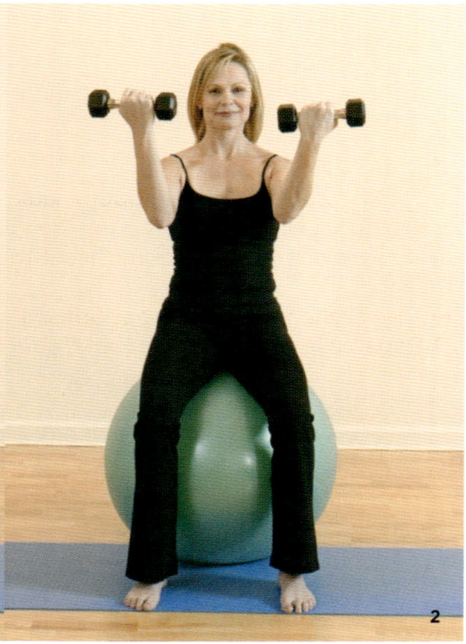

2

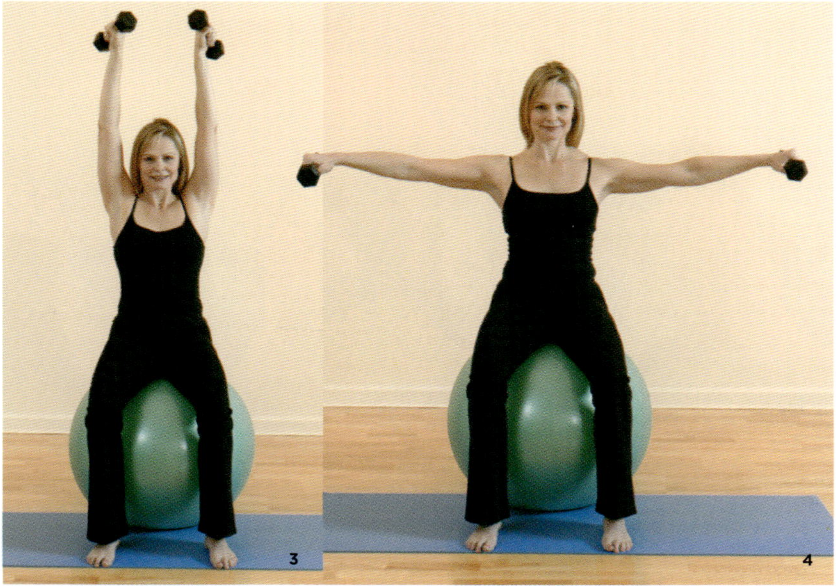

→ Le dos est stable et les abdominaux sont contractés. Les bras sont tendus à la verticale au-dessus de la tête et les paumes sont tournées vers l'avant 3.
→ Revenez lentement à la position initiale 4.
→ Répétez le mouvement quatre fois.

CONSEILS

Si vous avez des problèmes d'épaules, modifiez l'exercice de la façon suivante : levez les coudes à la hauteur du nez et ne tendez pas les bras à la verticale. Ne faites pas de mouvements amples tant que vos épaules ne sont pas stables.

36• BICEPS : CURL EN POSITION ASSISE **

↘ Permet de garder l'équilibre grâce aux obliques et aux muscles du centre d'énergie les plus profonds.

→ Vous êtes assis sur le sommet du Swiss Ball, les coudes au niveau des hanches, un haltère dans chaque main. Les paumes sont tournées vers le plafond. Contractez les muscles du centre d'énergie afin de redresser le dos et d'aligner les épaules [1].
→ Levez le pied droit à environ 15 cm au-dessus du sol. Les muscles de la cuisse sont relâchés [2].
→ Fléchissez les coudes pour amener les haltères au niveau des épaules puis abaissez-les lentement afin de poser les paumes sur les cuisses.
→ Répétez le mouvement huit fois puis reposez le pied droit sur le sol et levez le pied gauche pour faire une autre série de huit.

CONSEILS

Veillez à garder les hanches alignées afin de solliciter correctement les muscles du centre d'énergie. Essayez de visualiser les côtes, les bras et le bassin. Les côtes sont alignées tout comme les bras et les hanches, ce qui favorise l'alignement des épaules.

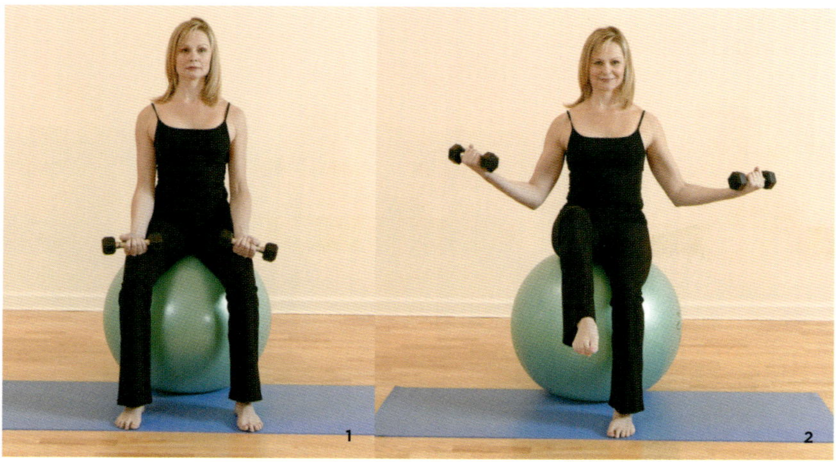

37• TORSION LATÉRALE DU TORSE **

↘ Tonifie et étire les pectoraux (les muscles de la poitrine).

→ La tête et le dos sont collés au Swiss Ball. Le corps est incliné vers le haut. Levez les hanches afin de prendre la position de la planche. Les genoux sont fléchis à 90°. Les haltères sont posés sur le sol. Prenez un haltère dans chaque main et fléchissez les coudes pour amener les haltères de chaque côté de la poitrine [1].

→ Tendez les bras en enfonçant les omoplates dans le ballon pour stabiliser l'articulation des épaules. Les bras sont légèrement plus hauts que le tronc.

→ Faites une torsion latérale du buste pour amener un bras au-dessus de l'autre. Pendant tout le mouvement, gardez les yeux fixés sur l'haltère. Les paumes se rejoignent [2].

→ Répétez quatre fois l'exercice en alternant la position des bras.

CONSEILS

Pendant tout l'exercice, les hanches restent alignées. Les genoux sont dans l'alignement des hanches. Les chevilles sont juste en dessous des genoux et le poids du corps est également réparti sur les talons et les orteils des deux pieds. Vous sentez un étirement au niveau des muscles du centre d'énergie les plus profonds.

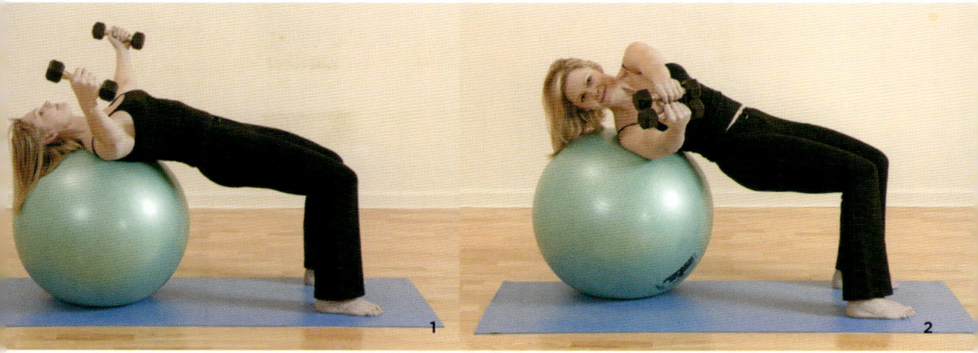

38• BICEPS : CURL EN AVANT ET LATÉRAL, UNE JAMBE LEVÉE ***

↘ Tonifie les muscles de la face antérieure des bras et les abdominaux.

→ Vous êtes assis sur le sommet du ballon. Prenez un haltère dans chaque main. Les coudes sont au niveau des hanches. Décollez un pied du sol (environ 15 cm) 1.
→ Fléchissez les coudes pour amener les haltères au niveau des épaules 2.
→ Ramenez les bras le long du corps puis ouvrez les bras et faites un curl latéral.
→ Répétez l'exercice dix fois puis changez de jambe et faites une nouvelle série de dix.

CONSEILS

Pensez à solliciter les muscles du centre d'énergie afin que la colonne vertébrale reste stable. Dans le cas contraire, vous ne réussirez pas à garder votre équilibre et vous tomberez du ballon.

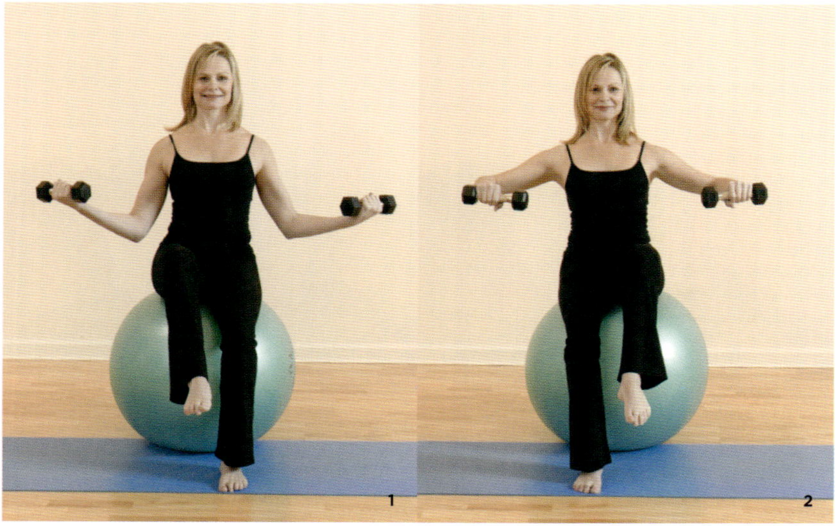

39• BICEPS : CURL, CUISSES ET POITRINE EN APPUI ***

↘ Tonifie les muscles du bras

→ Vous êtes à genoux sur le sol, la poitrine et les cuisses en appui sur le ballon. Les orteils sont repliés. Prenez un haltère dans chaque main et tendez les bras. Les paumes sont tournées vers le plafond 1.
→ Fléchissez les coudes pour amener les paumes au niveau des épaules puis baissez-les lentement en enfonçant les coudes dans le ballon 2.
→ Faites une série de dix.

CONSEILS

Lorsque vous travaillez avec des haltères, exécutez lentement chaque mouvement afin de stimuler les muscles les plus paresseux.

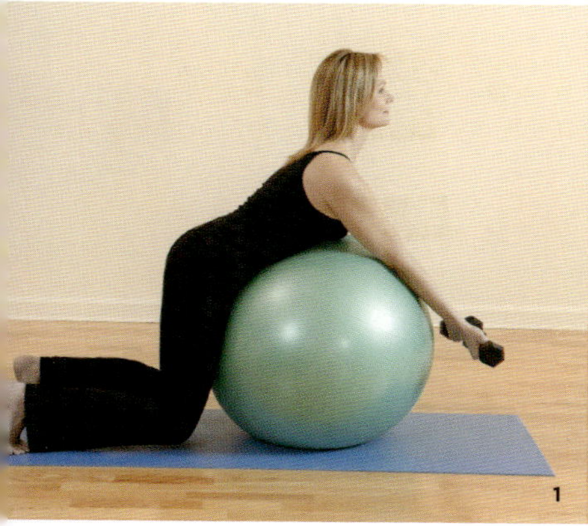

1

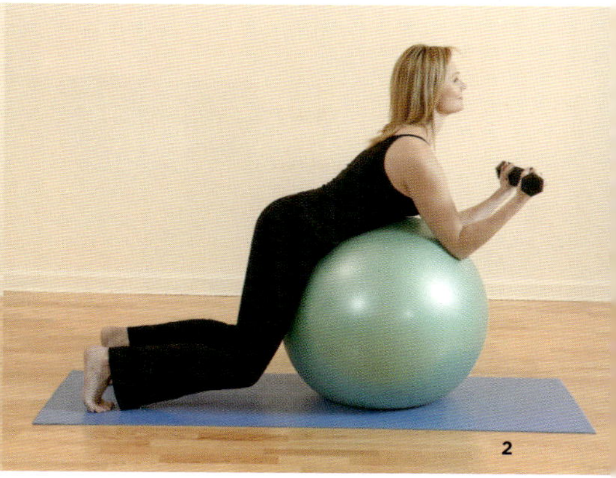

2

40• BATTEMENTS DE BRAS EN APPUI SUR LE CÔTÉ **

↘ Isole et tonifie les pectoraux.

→ Le côté gauche du buste et la cuisse gauche sont en appui sur le ballon. La jambe gauche est tendue. La jambe droite est devant la jambe gauche, le genou fléchi. Maintenez la tête avec la main gauche (le coude est fléchi).
→ Prenez un haltère dans la main droite et levez le bras 1.
→ Baissez le bras droit. Le coude est au milieu de la poitrine. Le buste reste stable 2.
→ Répétez le mouvement dix fois.
→ Revenez à la position de départ puis changez de côté et faites une autre série de dix.

CONSEILS
Les épaules sont alignées.

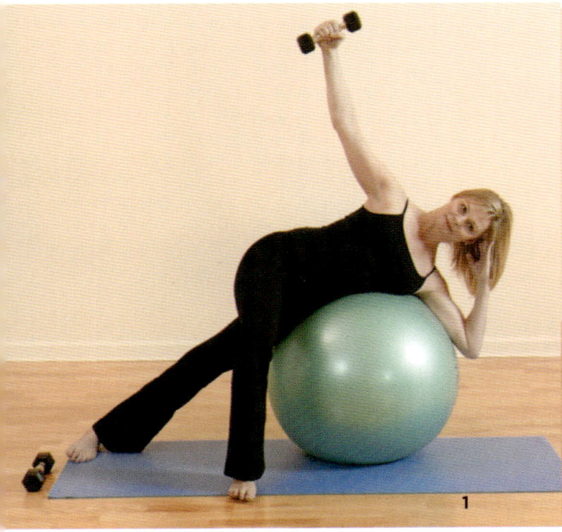

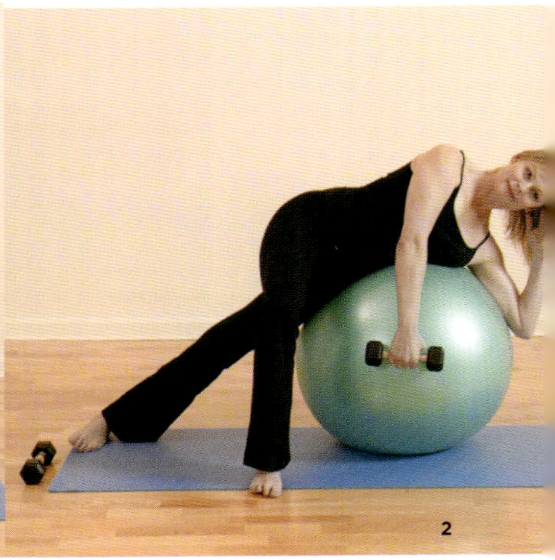

41• LEVER VERTICAL DES BRAS, LE DOS EN APPUI **

↘ Tonifie les muscles de la poitrine et des épaules.

→ L'arrière de la tête, les épaules, le dos et les fesses sont en appui sur le ballon. Le corps est incliné vers le bas.
→ Prenez un haltère dans chaque main. Fléchissez les coudes et enfoncez-les dans le ballon 1.
→ Tendez les bras à la verticale en veillant à ce qu'ils restent dans l'alignement de la poitrine. Tirez les épaules vers le bas du dos et tournez les paumes l'une vers l'autre 2.
→ Ramenez les coudes sur le ballon.
→ Répétez le mouvement dix fois.

CONSEILS

Les paumes sont tournées vers l'avant.

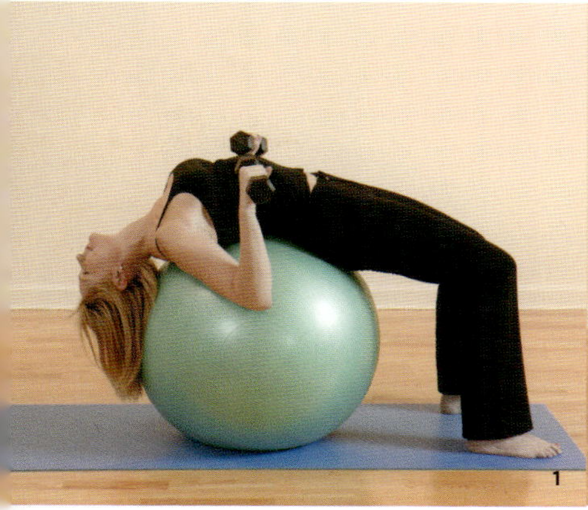

1

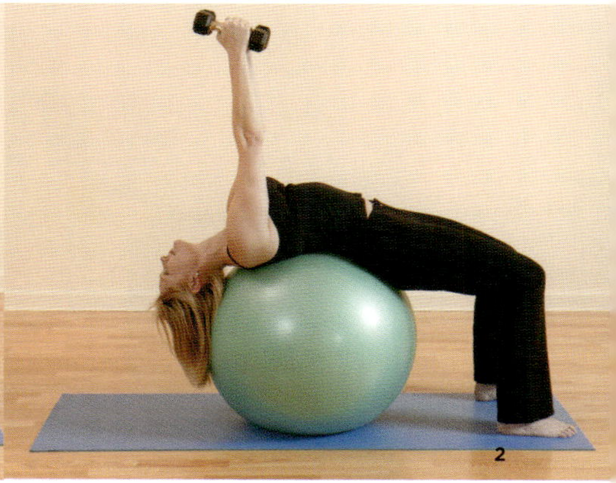

2

42• TRICEPS : FLEXION ARRIÈRE DES BRAS *

↘ Tonifie les muscles de la face postérieure des bras.

→ Les épaules et le bas du dos sont en appui sur le ballon. Le corps est incliné vers le haut. Prenez un haltère dans chaque main et fléchissez les coudes pour les amener à hauteur de la tête. L'arrière des épaules est enfoncé dans le ballon. Les coudes sont verrouillés [1].

→ Tendez les bras sans bouger les coudes [2].

→ Revenez à la position initiale et répétez l'exercice dix fois.

CONSEILS

Ne travaillez pas avec des haltères trop lourds. Si vous êtes débutant, optez pour des haltères pesant entre 1,5 et 2,5 kg.

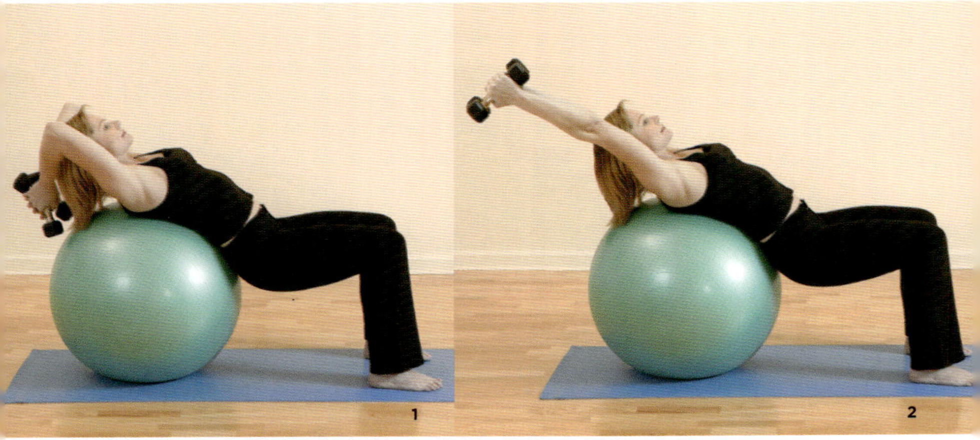

43• FLEXION LATÉRALE EN APPUI SUR LE BALLON ***

↘ Tonifie et remodèle les muscles de la face antérieure des épaules.

→ Le côté gauche du corps est en appui sur le ballon. Le haut de la cuisse et la hanche sont collés au ballon. La jambe gauche est tendue. La jambe droite est devant la jambe gauche, le pied à plat sur le sol. Posez la main gauche au-dessus de la hanche droite. Prenez un haltère dans la main droite et collez le coude droit au bassin [1].
→ Penchez le buste sur la gauche en maintenant la tête avec la main gauche. Faites une rotation du bras droit et approchez-le du sol jusqu'à ce qu'il soit parfaitement tendu [2].
→ Ramenez le coude contre la hanche et répétez le mouvement dix à douze fois.

CONSEILS

Changez de côté et faites une nouvelle série..

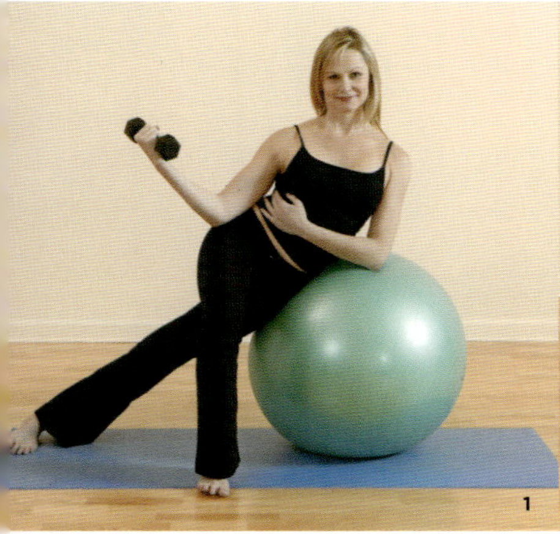

1

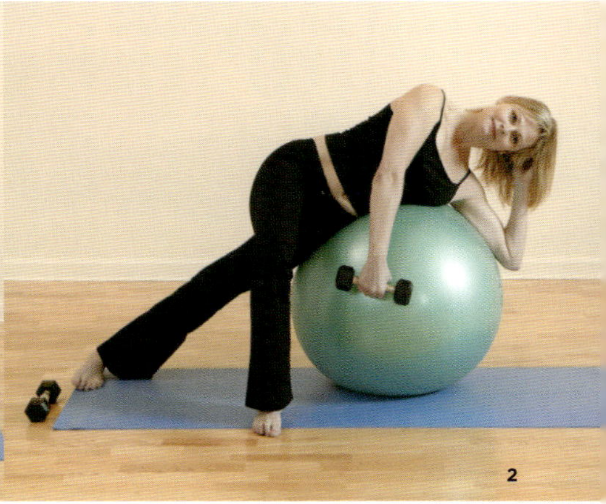

2

44• TRICEPS : PETITS COUPS CONTRE LE BALLON ***

↘ Tonifie les muscles de la face postérieure des bras.

→ Vous êtes assis sur le ballon. Prenez un haltère dans la main droite et tendez le bras en arrière. La paume est tournée vers l'intérieur.
→ Levez le bras afin que l'haltère soit à environ 20 cm du ballon [1].
→ Baissez le bras et tapez doucement le ballon avec l'haltère. Le bras est tendu [2].
→ Répétez le mouvement dix fois.

CONSEILS

Changez de bras et recommencez une nouvelle série.

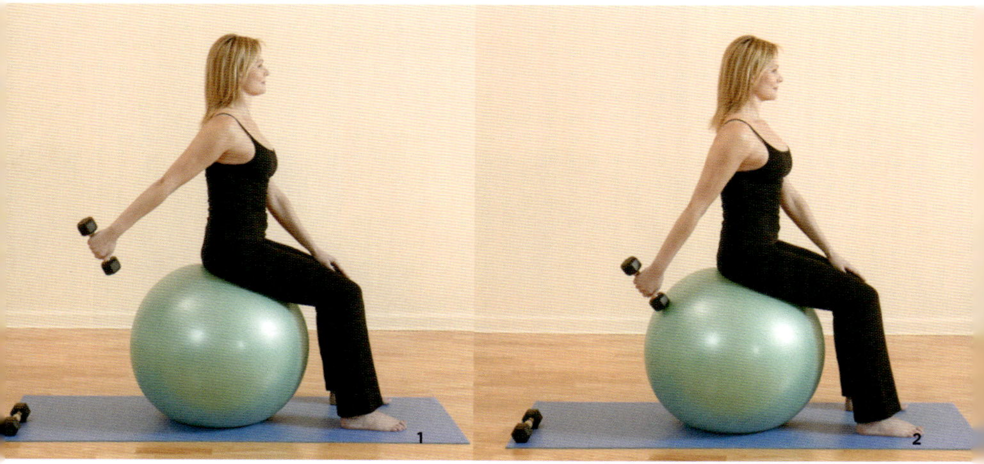

45• ROWING, À GENOUX ET EN APPUI SUR LE BALLON **

↘ Tonifie le haut et le milieu du dos et améliore la posture.

→ Vous êtes à genoux sur un tapis de gymnastique face au ballon. La poitrine, le bassin et les cuisses sont collés au ballon. Prenez un haltère dans chaque main et tendez les bras vers le sol. Les paumes sont tournées vers le ballon [1].

→ Serrez les omoplates et ouvrez la poitrine. Fléchissez les coudes en arrière et levez-les vers le plafond en pressant la cage thoracique contre le ballon [2].

→ Revenez à la position de départ et répétez l'exercice dix fois.

CONSEILS

Sollicitez très fortement les obliques afin de ne pas perdre l'équilibre.

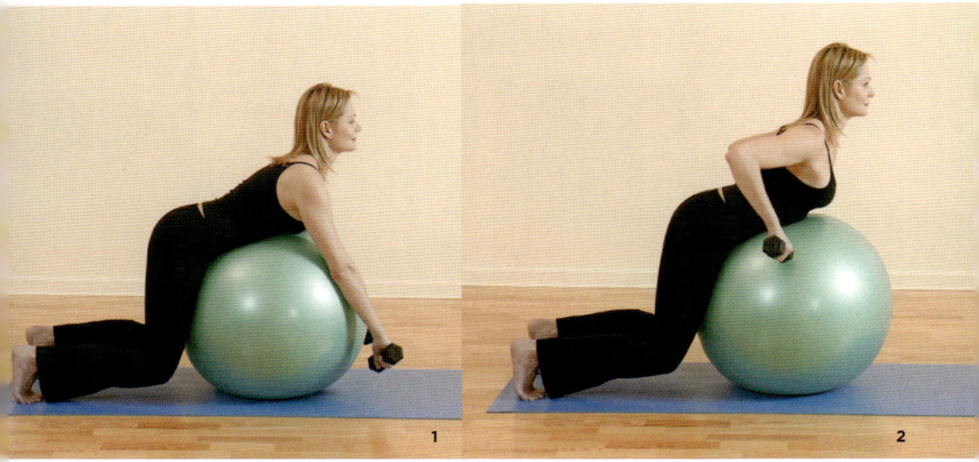

46• LEVER LATÉRAL DES ÉPAULES, UNE JAMBE FLÉCHIE **

↘ Tonifie le milieu des épaules et les abdominaux.

→ Vous êtes assis sur le ballon, les coudes fléchis sur les côtés. Prenez un haltère dans chaque main et levez le pied gauche à environ 15 cm au-dessus du sol.
→ Levez les coudes sur le côté pour les amener à la hauteur des épaules.
→ Baissez les coudes et répétez le mouvement six fois.

CONSEILS

Reposez le pied gauche sur le sol et fléchissez la jambe droite. Faites une nouvelle série de six.

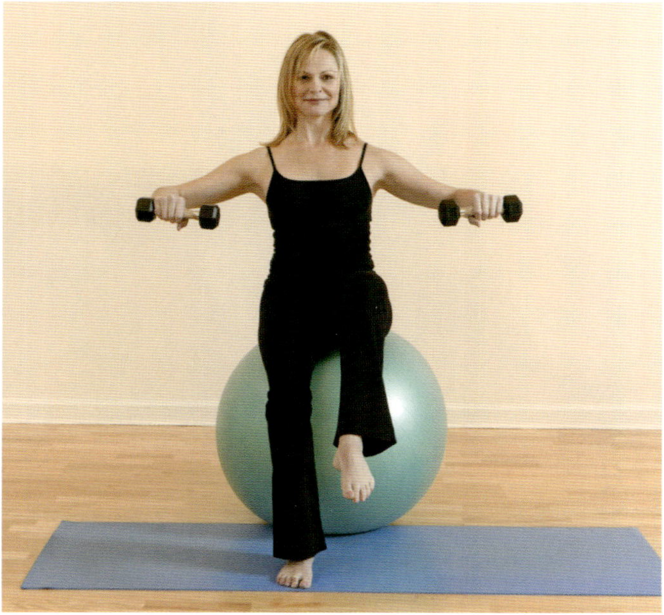

47• FLEXION LATÉRALE, JAMBE TENDUE ***

↘ Tonifie les muscles du dos et les obliques.

→ Le côté gauche du corps est en appui sur le ballon. La hanche gauche est collée au ballon. La jambe gauche est tendue. La jambe droite est devant la jambe gauche, le pied à plat sur le sol. Prenez un haltère dans la main droite.

→ Posez la main gauche au-dessus de la hanche droite. Levez le bras droit et calez votre tête au creux de votre coude. L'avant-bras tombe vers le sol. Les doigts ne sont pas crispés sur l'haltère et le poignet n'est pas en flexion [1].

→ Inspirez et décollez le buste du ballon. Le bras droit suit le mouvement. Le coude est fléchi. La nuque est décontractée et les épaules baissées. Maintenez la position une ou deux secondes. Assurez-vous que le torse est aligné lorsque vous bougez [2]. Revenez à la position 2.

→ Répétez l'exercice dix fois, changez de côté et faites une nouvelle série de dix.

CONSEILS

Pour rester en appui sur le ballon, vous devez impérativement contracter les abdominaux, ce qui n'est pas facile !

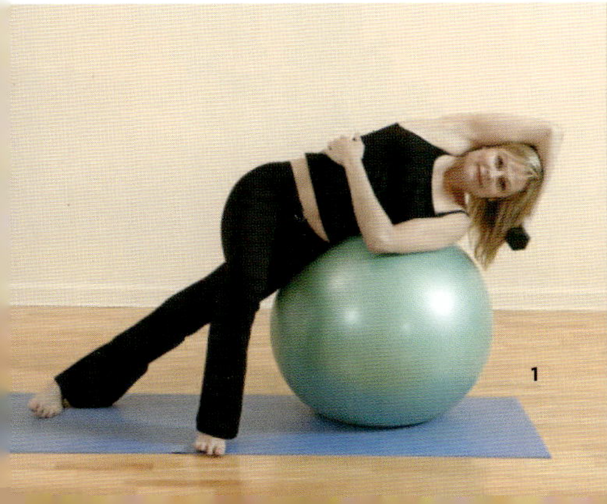

1

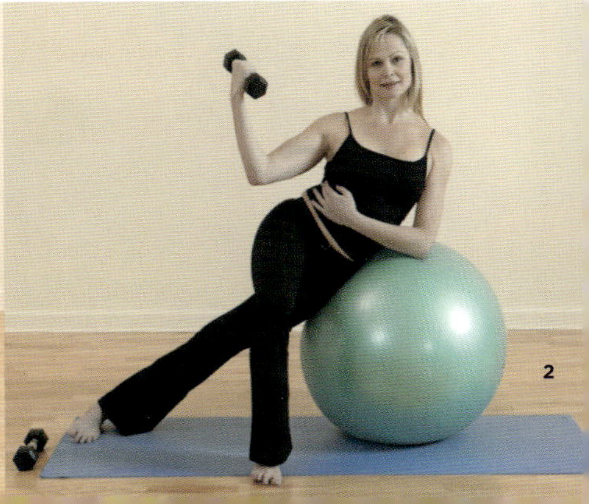

2

48• EXTENSION DES TRICEPS ALLONGÉE SUR LE VENTRE *

↘ Tonifie les muscles de la face postérieure des bras.

→ Vous êtes allongé sur le ventre. La poitrine et le bassin sont collés au ballon. Les jambes sont écartées et légèrement fléchies. Les coudes sont fléchis et pointent vers le plafond [1].
→ Tendez les bras vers l'arrière en faisant une rotation afin que les paumes soient vers le sol [2].
→ Revenez à la position initiale et répétez le mouvement dix fois.

CONSEILS

Pour tonifier les muscles du dos, tendez les jambes en arrière et levez les bras le plus haut possible sans serrer les omoplates.

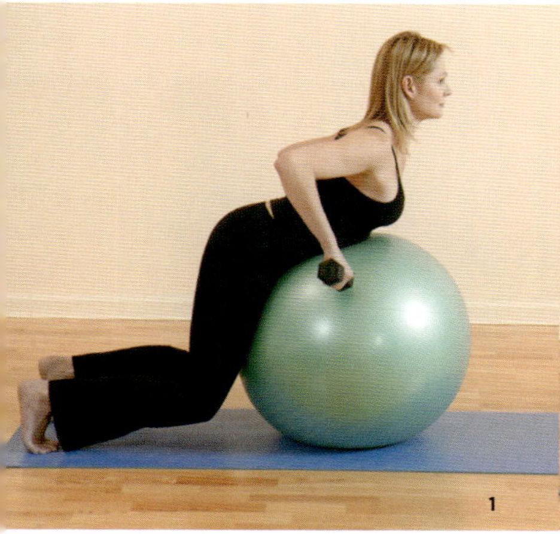

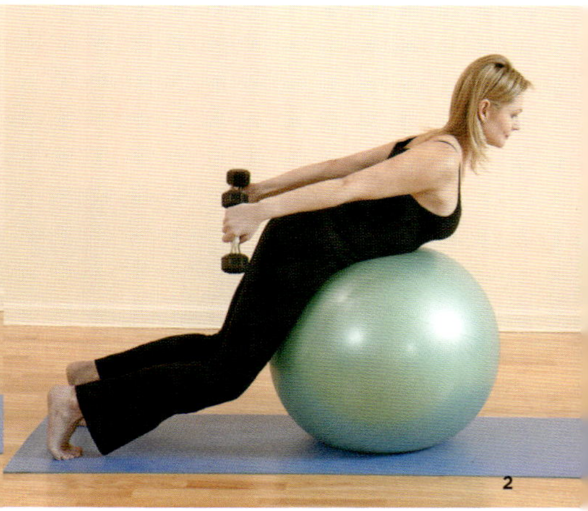

49• LEVER D'HALTÈRES ALLONGÉE SUR LE DOS *

↘ Ouvre la poitrine et tonifie les pectoraux.

→ Les épaules, le dos et les fesses sont collés au ballon. La nuque est étirée. Le corps est incliné vers le bas. Prenez un haltère dans chaque main et fléchissez les coudes. La tête plonge vers le sol [1].
→ Ouvrez les bras en gardant les coudes légèrement fléchis.
→ Levez les bras à la verticale et rapprochez-les. Les paumes sont tournées l'une vers l'autre [2].
→ Revenez à la position initiale puis répétez dix à douze fois le mouvement.

CONSEILS

Le ballon épouse les courbures naturelles de la colonne vertébrale à condition que les muscles squelettiques soient sollicités au même moment et travaillent en symbiose afin de stabiliser le centre d'énergie.

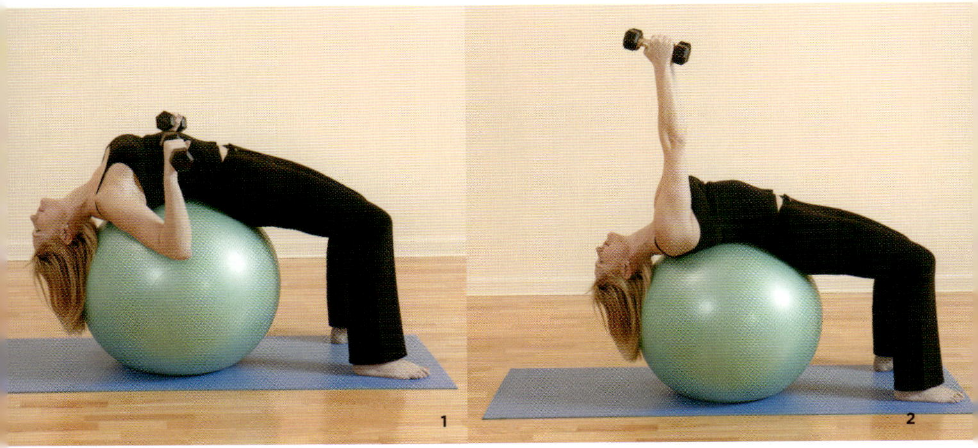

SO TONIC

EXERCICES EN POSITION ALLONGÉE SUR LE DOS

Ces exercices qui sollicitent fortement les abdominaux sont ceux que préfèrent mes clients. À la différence d'un tapis de gymnastique posé sur le sol, le Swiss Ball épouse les courbures naturelles, courbures cervicale et lombaire de la colonne vertébrale. Lorsque vous faites des enroulements du tronc, le corps reste en position neutre et seuls les abdominaux travaillent, ce qui n'est pas le cas si vous réalisez le même exercice sur le sol. Les mouvements étant plus efficaces, vous notez plus rapidement des résultats tout en faisant des séries moins longues.

50. PRÉPARATION À L'ENROULEMENT DU TRONC *

↘ Permet d'effectuer correctement un enroulement du tronc. N'« écrasez » pas vos abdominaux mais étirez-les afin d'avoir le ventre plat.

→ Vous êtes allongé sur le dos, les genoux fléchis, les pieds à plat sur le sol. Posez le Swiss Ball entre vos genoux et vos mains. Les bras sont tendus [1].
→ Faites rouler doucement le ballon le long de vos cuisses. La colonne vertébrale est étirée, l'arrière de la tête est collé au sol, la nuque est allongée, le bas du dos n'est pas cambré. Ce sont les muscles du centre d'énergie qui travaillent.
→ Décollez la tête, la nuque et les épaules du sol sans exercer une pression trop forte des mains sur le ballon. La colonne vertébrale reste stable sur le sol. Le dos n'est pas cambré et le coccyx s'enfonce dans le sol [2].
→ Répétez l'exercice huit à dix fois.

CONSEILS

Les mains sont écartées de la largeur des épaules et posées à plat sur le ballon. Les bras sont tendus. Si les coudes sont fléchis, le point d'appui changera. En effet, votre sens kinesthésique – c'est-à-dire la manière dont vous ressentez la position de votre corps et les mouvements – mais également la circulation de l'énergie dans les différentes parties du corps seront affectés.

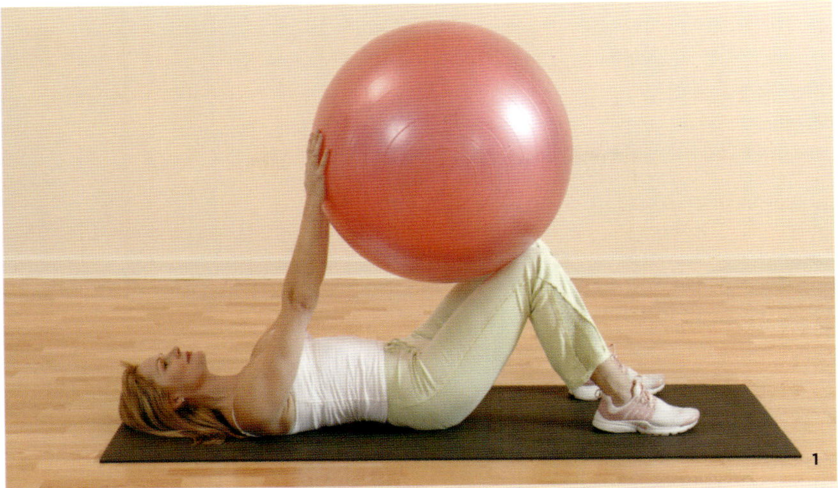

1

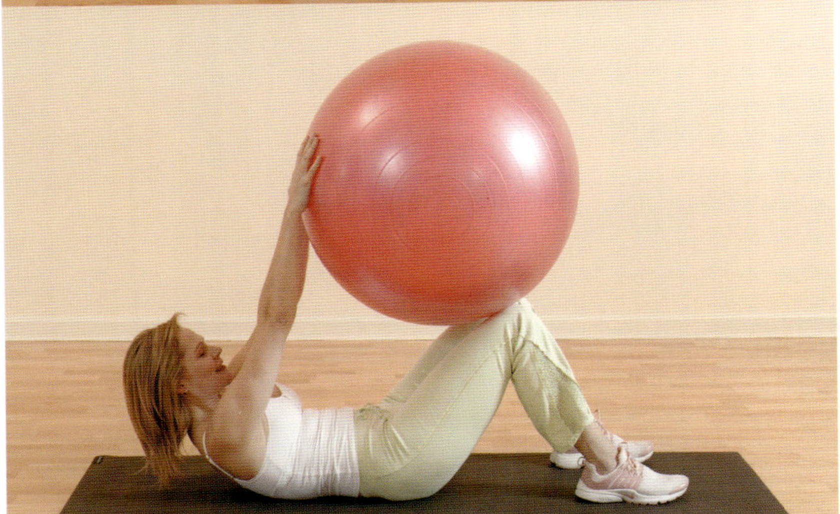

2

51• OPPOSITION ÉPAULE-GENOU *

↘ Tonifie les obliques, affine le torse et la taille.

→ Vous êtes allongé sur le dos sur un tapis de gymnastique, les coudes fléchis et les mains derrière la tête. Les genoux sont fléchis et les pieds sont posés sur le ballon. La colonne vertébrale entre la cage thoracique et le bassin est étirée. Le coccyx est collé au sol [1].
→ En gardant les genoux fléchis, approchez le ballon de vos fesses. Sollicitez les ischio-jambiers afin que le bassin reste en position neutre. Le coccyx pointe vers le ballon.

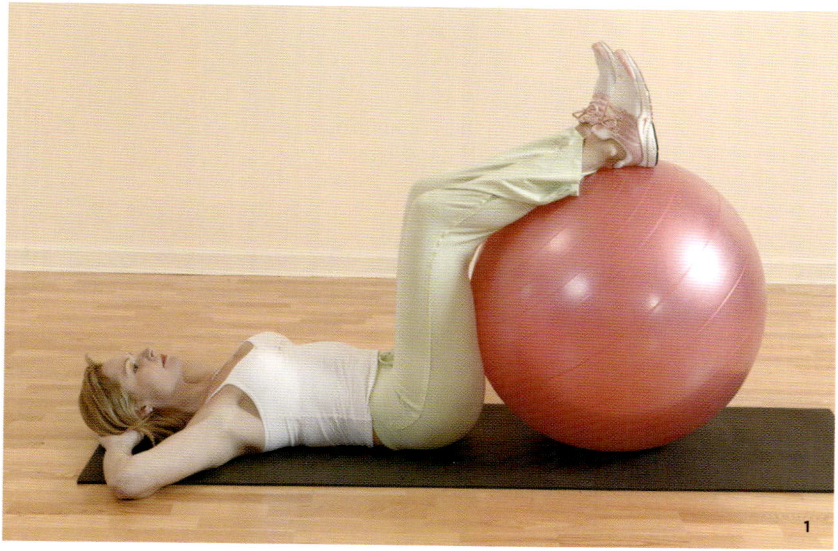
1

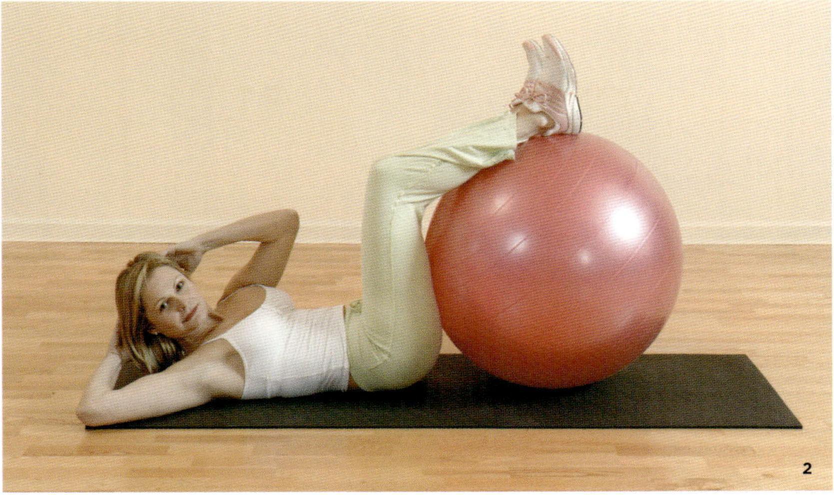

2

→ Une fois que le bassin est immobilisé, approchez le coude gauche du genou droit. Essayez de visualiser le mouvement et imaginez une ligne diagonale entre l'épaule gauche et la hanche droite. Enfoncez le coude droit dans le sol. Ce sont les obliques qui travaillent 2.

→ Revenez à la position initiale et approchez le coude droit du genou gauche.

→ Faites deux séries de cinq.

CONSEILS

Les obliques sont plus profonds et moins robustes que les autres abdominaux. Par ailleurs, les obliques sont généralement plus robustes d'un côté que de l'autre, notamment chez les personnes qui ont une scoliose ou qui passent une grande partie de la journée assises.
Essayez de déterminer le côté le plus faible et sollicitez-le plus fortement afin de restaurer un équilibre.

52• ENROULEMENT DU TRONC À L'ENVERS **

↘ Tonifie les muscles du centre d'énergie, notamment les abdominaux inférieurs ou abdominaux sous-ombilicaux.

→ Vous êtes allongé sur le dos. Posez le ballon face au sommet de votre crâne et maintenez-le avec les deux mains. Les bras sont à environ 30 cm au-dessus du sol. La ceinture scapulaire est stable et les grands dorsaux sont étirés. Les jambes sont tendues à la verticale. Les têtes fémorales s'emboîtent dans la cavité cotyloïde (cavité articulaire de la hanche) [1].
→ Concentrez-vous sur vos os et vos articulations et non sur vos muscles qui, s'ils sont hypertendus, risquent de vous faire perdre l'équilibre. Les jambes sont parallèles et collées l'une à l'autre. Les chevilles, l'intérieur des genoux et les têtes fémorales sont alignés.

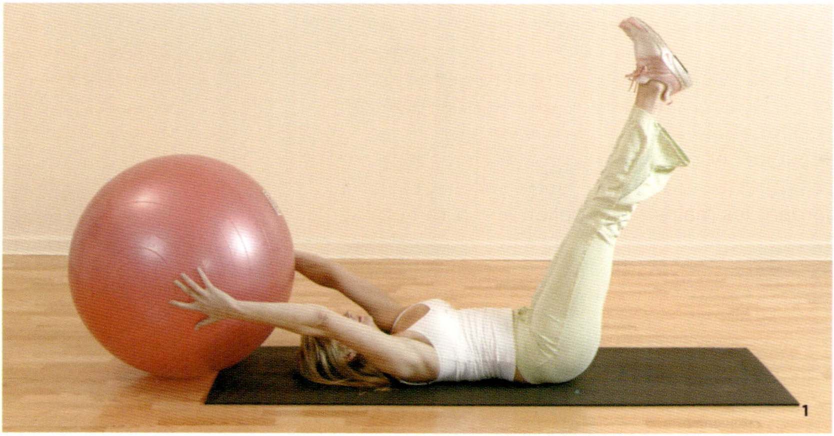

1

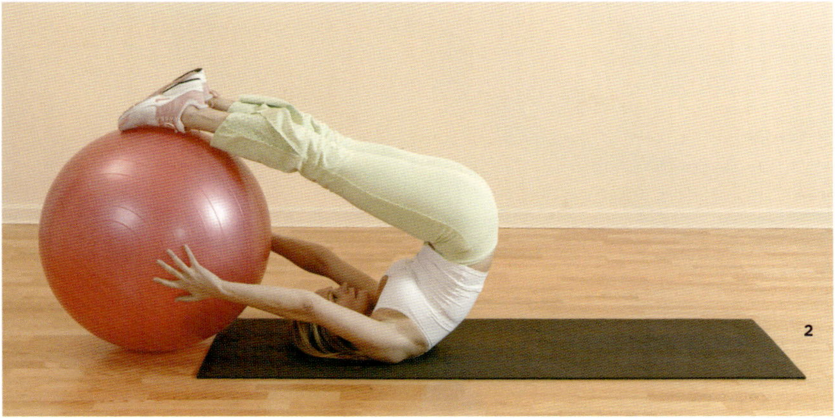

→ Contractez les muscles du centre d'énergie et baissez les jambes afin qu'elles soient à environ 20 cm du sol. Les abdominaux sont étirés alors que le nombril se rapproche du sol. Le bas du dos est collé au sol.

→ Lorsque vous sentez que vous êtes sur le point de perdre l'équilibre, décollez le bassin du sol et posez les pieds sur le ballon en expirant. Les jambes sont tendues, la partie inférieure du corps (entre les ischions et les talons) est parfaitement rectiligne 2.

→ Expirez et revenez à la position initiale en collant les vertèbres l'une après l'autre sur le sol et en gardant les mains sur le ballon afin d'immobiliser le haut de votre corps.

→ Répétez quatre à six fois l'exercice.

CONSEILS

Si vous sentez des tensions dans la nuque ou le bas du dos, ne faites pas cet exercice ou levez les jambes mais stoppez le mouvement dès que vous ressentez une douleur ou une gêne. Attendez que vos muscles soient plus toniques et que vous soyez plus souple pour faire le mouvement en entier.

53• TORSION DU BUSTE, JAMBES TENDUES ***

↘ Assouplit la colonne vertébrale et tonifie les muscles du centre d'énergie.

→ Vous êtes allongé sur le dos sur un tapis de gymnastique, les genoux fléchis à 90°, les talons parallèles et en appui sur le dessus du ballon. Les bras sont tendus derrière la tête.
→ Inspirez et approchez les bras le plus possible du ballon tout en faisant rouler le ballon en avant avec les talons. Le tronc suit le mouvement du ballon. Ne contractez pas trop les abdominaux.
→ Étirez la colonne vertébrale puis tendez les bras à l'horizontale et faites une rotation pour saisir le pied gauche avec la main gauche et dessiner un T.
→ Veillez à ce que les muscles de la face antérieure des cuisses ne soient pas hyper- tendus.
→ Fléchissez les genoux si vous avez du mal à garder le dos droit.
→ Lâchez le pied gauche et ramenez les bras à l'horizontale. Revenez à la position initiale en collant les vertèbres l'une après l'autre sur le sol et en fléchissant peu à peu les genoux. Tendez les bras derrière la tête.
→ Répétez le mouvement cinq fois.

CONSEIL

Si vous sentez une tension dans les ischio-jambiers, gardez les genoux légèrement fléchis. Si vous avez du mal à garder le dos décollé du sol, pensez à décontracter la couche supérieure des abdominaux.

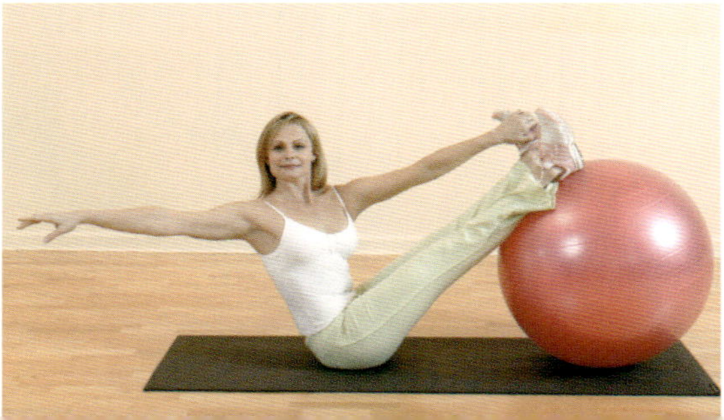

54• FAIRE ROULER LE BALLON LE LONG D'UN MUR *

↘ Tonifie les ischio-jambiers et tous les muscles du centre d'énergie.

→ Vous êtes allongé sur le dos. Le ballon est contre un mur et les pieds sont à plat sur le ballon. Le dos est collé au sol.
→ Faites monter et descendre le ballon le long du mur en fléchissant les genoux et en décollant les hanches du sol.
→ Appuyez fortement sur le ballon avec les pieds. Les épaules sont décontractées. Ne crispez pas vos doigts sur le sol. Vous sentez le mouvement au niveau des hanches et du bassin.
→ Les jambes sont parallèles et écartées de la largeur des hanches.
→ Répétez le mouvement cinq fois.

CONSEIL

Veillez à ce que les hanches, les genoux et les pieds soient alignés.

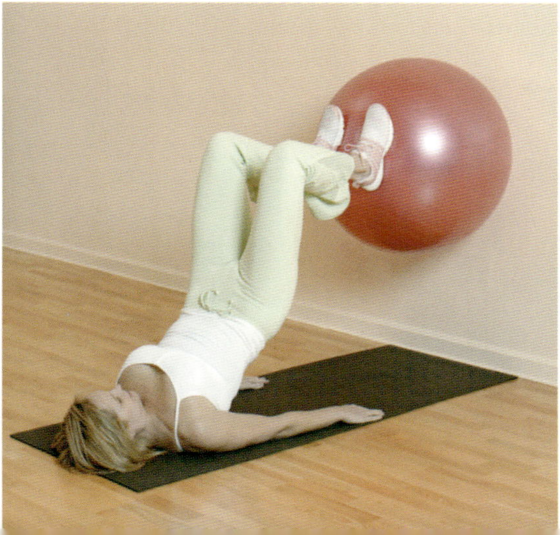

55• ÉLÉVATION ET OSCILLATION DU BASSIN *

↘ Tonifie les muscles des cuisses et des hanches.

→ Vous êtes allongé sur le dos, les genoux fléchis à 90°, les pieds sur le sommet du ballon. Serrez les cuisses l'une contre l'autre et appuyez fortement les jambes sur le ballon. Les orteils pointent vers le plafond, l'articulation des chevilles est souple 1.
→ Contractez simultanément les abdominaux et les muscles des hanches tout en rapprochant vos jambes l'une de l'autre, en décollant les hanches du sol et en faisant rouler le ballon vers l'avant 2.
→ Reposez les hanches sur le sol en ramenant le ballon dans le creux de vos genoux. Le mouvement est contrôlé par les muscles sur les faces antérieure et postérieure des cuisses.
→ Répétez le mouvement dix fois et faites une autre série si vous le souhaitez.

CONSEIL

Essayez de garder les genoux et les chevilles souples lorsque vous faites rouler le ballon.
Si les chevilles restent en position neutre, ce sont les ischio-jambiers qui travaillent lorsque les pieds sont posés sur le ballon.

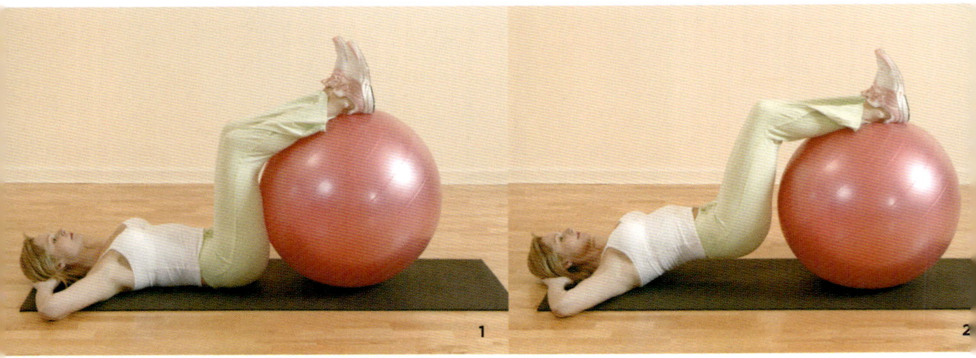

56• DE LA POSITION ASSISE À LA POSITION SEMI-ALLONGÉE *

↘ Étire le dos et tonifie les abdominaux et les quadriceps. Il élimine les tensions dans le haut du corps.

→ Vous êtes assis sur le ballon, les hanches juste sous le sommet du ballon [1].
→ Posez les mains sur le ballon et avancez les pieds jusqu'à ce que votre dos soit en appui sur le ballon.
→ Rapprochez les pieds du ballon pour revenir à la position initiale [2].
→ Répétez l'exercice deux à cinq fois.

CONSEIL

Veillez à ce que la cage thoracique soit remontée et le plus éloignée possible du bassin. Le coccyx doit être en appui sur le ballon.

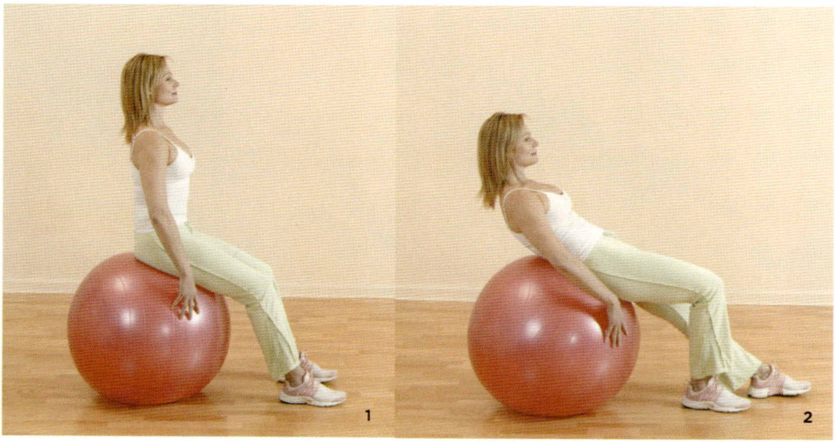

57• LEVER ET BAISSER LE BASSIN, LES JAMBES FLÉCHIES *

↘ Tonifie les muscles des cuisses.

→ Vous êtes allongé sur le dos, les bras le long du corps, les genoux fléchis à 90°, les talons et les orteils en appui sur le ballon. Les cuisses sont parallèles et les deuxièmes orteils dans l'alignement des rotules.
→ La colonne vertébrale est en position neutre. Contractez les muscles externes et les muscles de la face postérieure des cuisses. Tout le poids du corps repose sur le ballon.
→ Inspirez puis expirez profondément en contractant les muscles du centre d'énergie et des cuisses pour décoller les hanches du sol puis le dos jusqu'à ce qu'il n'y ait plus que les omoplates qui soient en contact avec le sol.
→ La colonne vertébrale est rectiligne entre la cage thoracique et le bassin. Le ventre est rentré.
→ Levez et baissez les hanches dix fois de suite puis maintenez la position en comptant jusqu'à dix.

CONSEIL

Pensez à rapprocher le plus possible le ballon de votre corps au lieu de l'éloigner car, dans ce cas, ce sont les muscles sur la face antérieure des cuisses et non les ischio-jambiers qui sont sollicités.

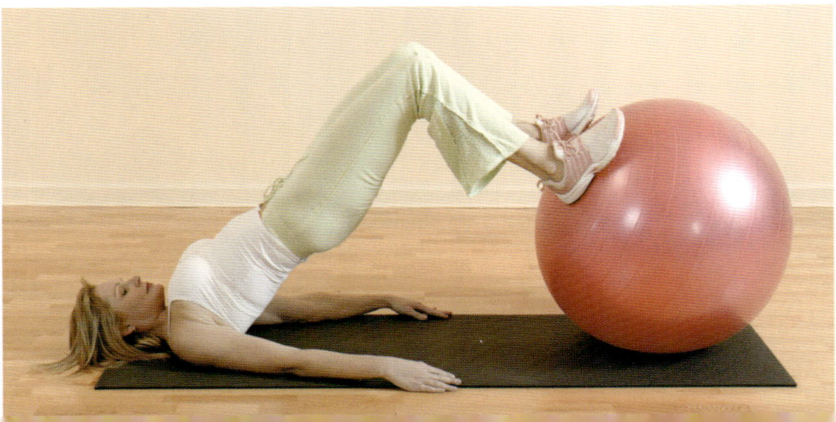

58• LEVER ET BAISSER LE BASSIN EN FAISANT ROULER LE BALLON **

↘ Tonifie les ischio-jambiers.

→ Vous êtes allongé sur le dos, les bras le long du corps, les genoux fléchis à 90°, les talons et les orteils en appui sur le ballon. Les cuisses sont parallèles, les deuxièmes orteils sont dans l'alignement des rotules 1.
→ Décollez les hanches du sol. Prenez appui sur les orteils et décollez les talons. Ramenez le ballon vers les fesses en levant le bassin le plus haut possible.
→ Reposez les talons sur le ballon et redescendez le bassin vers le sol. Le mouvement est lent. Ce sont les muscles des cuisses qui travaillent et supportent votre tronc 2.

CONSEIL

Veillez à ce que la colonne vertébrale reste en position neutre et n'oubliez pas d'expirer lorsque vous décollez les hanches du sol en contractant les muscles pelviens. Répétez l'exercice dix fois.

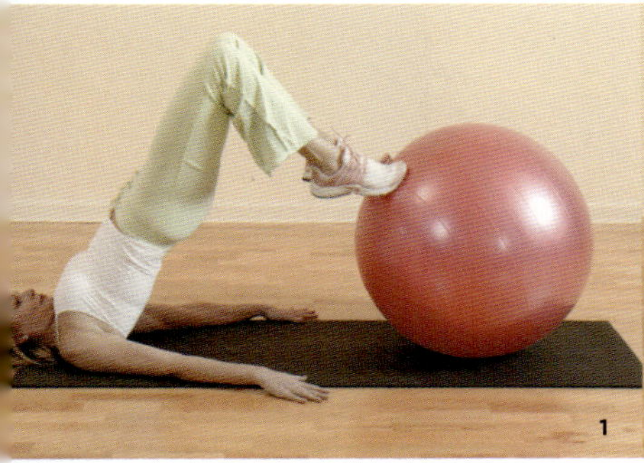

1

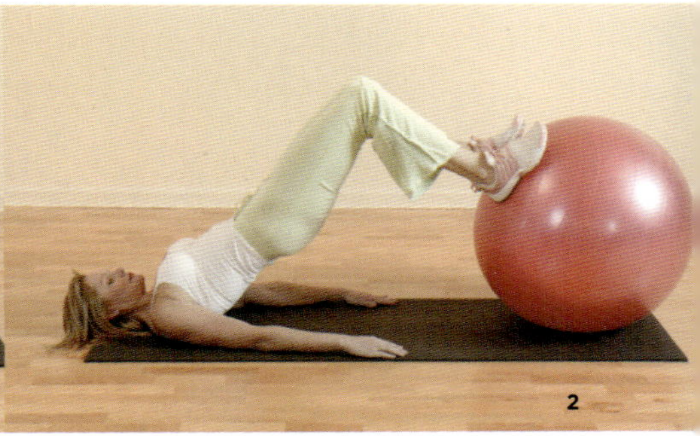

2

59• ÉLÉVATION DU BASSIN, LES JAMBES FORMANT UN LOSANGE **

↘ Tonifie les abdominaux, les adducteurs et les muscles glutéaux (fessiers).

→ Pour éviter que le ballon roule, placez-le contre un mur. Vous êtes allongé sur le dos, les pieds sur le sommet du ballon et les plantes de pieds l'une contre l'autre. Les genoux tombent sur les côtés [1].
→ Exercez une pression sur le ballon avec le bord externe des pieds comme pour enfoncer le petit orteil dans le ballon.
→ Ouvrez les genoux au maximum en contractant les muscles de la face postérieure des hanches et en étirant les adducteurs.
→ Décollez les hanches du sol puis reposez-les sans modifier la position des jambes (losange). Le bassin est stable, les deux hanches sont alignées [2].
→ Répétez l'exercice dix fois puis décollez les hanches du sol et maintenez la position en comptant jusqu'à dix.

CONSEIL

Si vos adducteurs manquent de souplesse, contentez-vous de les étirer en gardant les hanches collées au sol. Lorsque vous vous sentirez capable de faire l'exercice en entier, visualisez votre corps qui monte et descend en un seul bloc et transférez tout le poids de votre corps sur vos pieds.

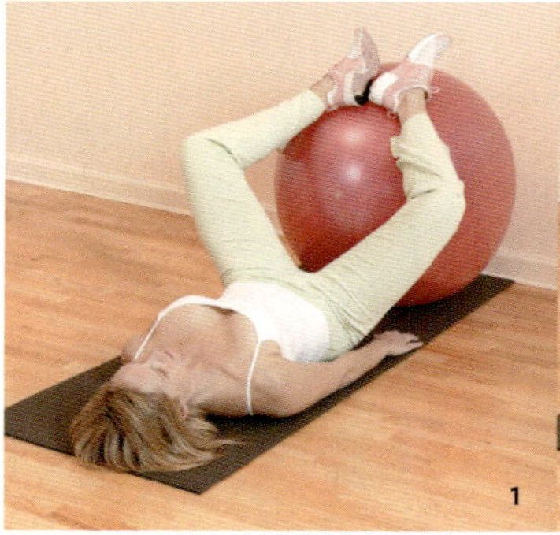
1

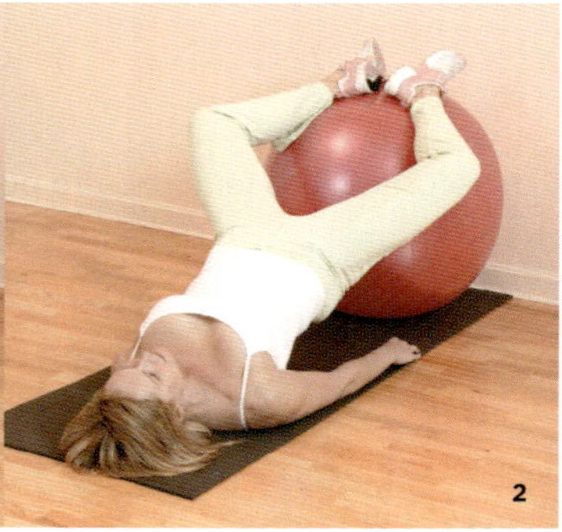
2

60• LEVER ET BAISSER LE BASSIN EN FAISANT ROULER LE BALLON **

↘ Tonifie et étire tous les muscles de la jambe. S'il est correctement exécuté, vos fessiers seront rapidement plus toniques.

→ Vous êtes allongé sur le dos, les genoux fléchis à 90° par-dessus le ballon de telle sorte que les pieds soient de l'autre côté du ballon.
Serrez les cuisses et maintenez le ballon en place au creux de vos genoux. Les pieds sont joints (pointes de pieds tendues) et prêts à entrer en action !
→ Décollez les hanches du sol et le bas du dos jusqu'à ce que le poids du corps repose entièrement sur les omoplates.
→ Exercez une forte pression des mollets sur le ballon pour soutenir votre dos et contractez les muscles des cuisses et des fessiers.
→ Levez la jambe droite jusqu'à ce qu'elle soit perpendiculaire à la hanche. Étirez les pointes de pieds des deux jambes.
→ Contractez les muscles des hanches et de la jambe gauche afin que le corps soit parfaitement rectiligne des épaules aux orteils.
→ Baissez la jambe droite puis faites quatre petits battements.
→ Inversez la position des jambes et faites une nouvelle série de quatre battements.
→ Si besoin, revenez à la position initiale pour corriger votre posture sur le ballon et vous reposer.
→ Si vous avez des difficultés à réaliser cet exercice, fléchissez légèrement les genoux.

CONSEIL

Les deux hanches sont alignées. Vérifiez que la cuisse est perpendiculaire à la hanche avant de tendre la jambe – afin que l'ischio-jambier soit étiré au maximum, ce qui accroît la stabilité. Attention ! La plupart des gens ont tendance à d'abord tendre la jambe puis ensuite à la lever, ce qui n'est pas bon pour le dos.

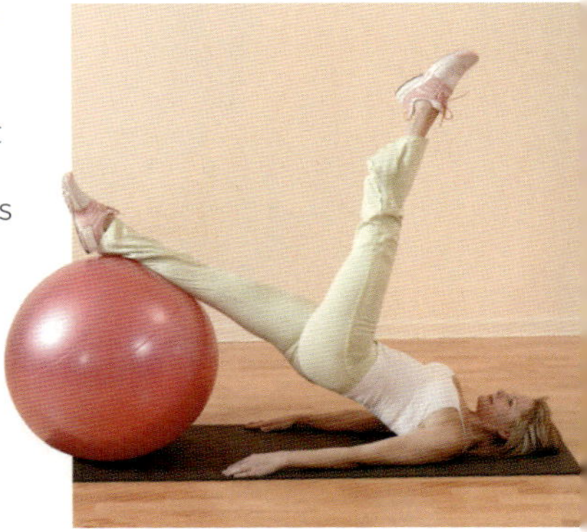

61• ÉTIREMENT DES ISCHIO-JAMBIERS *

↘ Étire et élimine les tensions à l'arrière de la jambe.

→ Vous êtes allongé sur le dos, les genoux fléchis à 90°, les deux pieds à plat sur le ballon. Amenez la jambe droite sur la poitrine et maintenez-la dans cette position avec les deux mains – les mains sont le plus près possible de la cheville ou derrière le genou si vous manquez de souplesse [1].
→ Tendez les deux jambes en même temps. Gardez les mains soit sur le mollet, soit derrière le genou afin d'accentuer l'étirement de la jambe droite [2].
→ La jambe gauche fait rouler le ballon vers l'avant afin d'éliminer les tensions dans les muscles fléchisseurs de la hanche, notamment le psoas-iliaque, et de permettre au bassin de rester en position neutre.
→ Rapprochez le ballon des fesses. Les têtes fémorales s'emboîtent dans les cavités cotyloïdes alors que le coccyx s'enfonce dans le sol. Le bassin reste en position neutre.
→ Répétez le mouvement cinq fois puis inversez la position des jambes et faites une nouvelle série de cinq.

CONSEIL

Si besoin est, modifiez l'étirement en fléchissant légèrement le genou. Cet exercice est l'un de mes préférés et je vous recommande de le faire plusieurs fois par jour et ce, même sans prendre appui sur un ballon, notamment après un exercice ou un sport stimulant le système cardio-vasculaire.

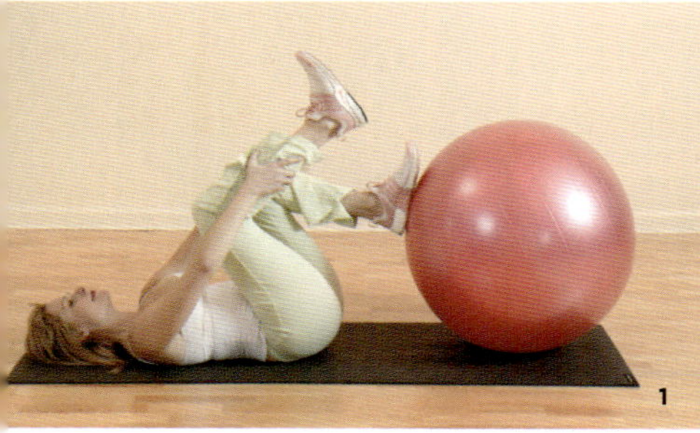

1

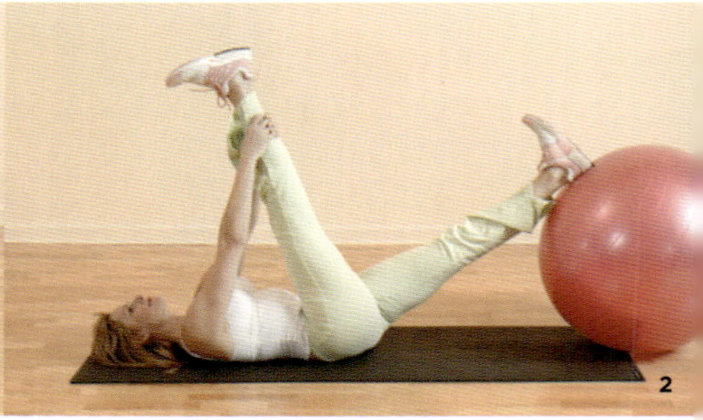

2

62• ROTATION DES ADDUCTEURS **

↘ Tonifie les adducteurs et les abducteurs mais également les abdominaux.

→ Vous êtes allongé sur le dos, les jambes tendues à la verticale. Maintenez le ballon entre vos jambes. Le bas du dos est collé au sol, la nuque est allongée [1].
→ Serrez fortement le ballon en contractant les muscles sur les côtés et l'arrière des cuisses et en faisant faire aux adducteurs une légère rotation vers l'extérieur. Le mouvement part de la hanche.
→ Contractez les muscles du centre d'énergie pour stabiliser la colonne vertébrale sur le sol et commencez à faire tourner le ballon en sollicitant les adducteurs alors que les muscles sur les côtés et l'arrière des cuisses exercent une traction [2].
→Répétez huit fois l'exercice en accentuant un peu plus les mouvements à chaque fois.

CONSEILS

Vous pouvez placer le ballon à votre convenance mais prenez soin de presser celui-ci avec l'intérieur de vos genoux. Si le bas de votre dos est cambré, glissez une serviette de toilette roulée sous la partie la plus basse de la courbure lombaire (la base du dos).

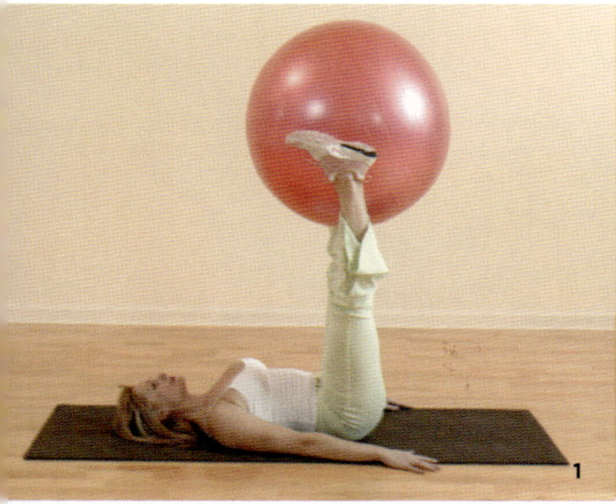
1

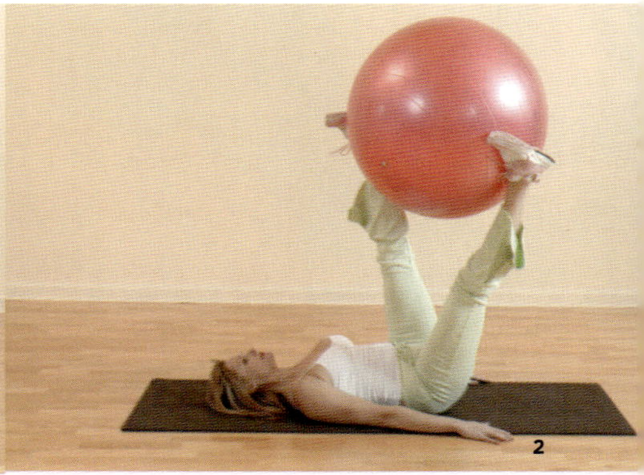
2

63• FLÉCHISSEMENT DES AVANT-BRAS **

↘ Teste la tonicité des muscles du centre d'énergie et la robustesse de la partie supérieure du corps.

→ Vous êtes assis face au Swiss Ball, les mains derrière le dos juste sous les épaules, les doigts pointés vers les fesses.
→ Veillez à ce que les bras soient tendus et les coudes alignés avec les épaules afin que les articulations des épaules soient stabilisées et que le poids du corps ne repose pas uniquement sur les bras.
→ Levez les jambes et posez-les sur le sommet du ballon. Les jambes sont parallèles.
→ Décollez les hanches du sol afin que les jambes, le torse et la tête soient alignés. Cet exercice qui s'adresse à des initiés requiert un parfait contrôle des muscles du tronc [1].

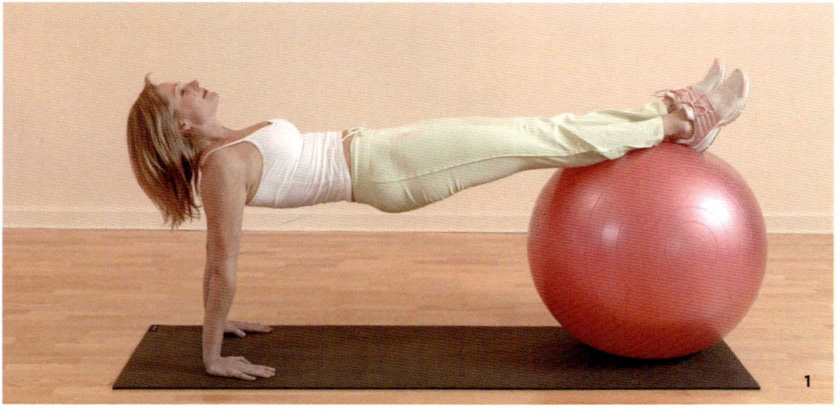

1

→ Rapprochez le corps du sol en fléchissant les coudes qui, de ce fait, pointent vers l'arrière. Le poids du corps ne repose pas exclusivement sur les bras [2].
→ Contractez les abdominaux afin de soulager les articulations des épaules.
→ Rapprochez le corps du sol jusqu'à ce que vous sentiez que les épaules sont moins stables ou que le milieu du corps s'affaisse [3].
→ Tendez les bras afin de revenir à la position initiale.
→ Répétez l'exercice dix fois.
→ Si vous vous en sentez le courage, faites une seconde série ou répétez le mouvement, mais cette fois en levant une jambe.

CONSEIL

Gardez le bassin pointé vers le plafond du début à la fin du mouvement. Pour plus de facilité, gardez les jambes le plus haut possible sur le ballon.

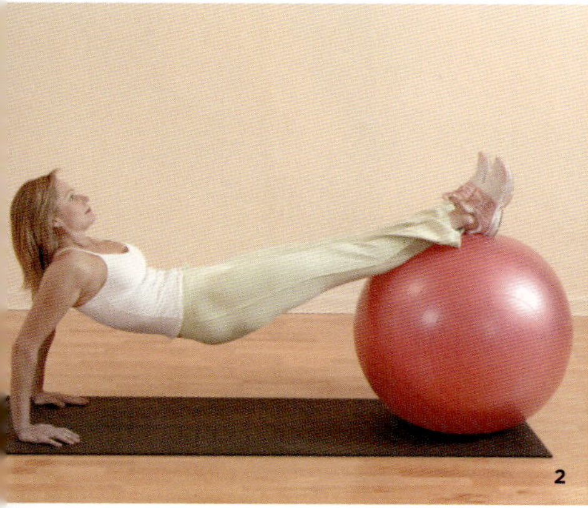
2

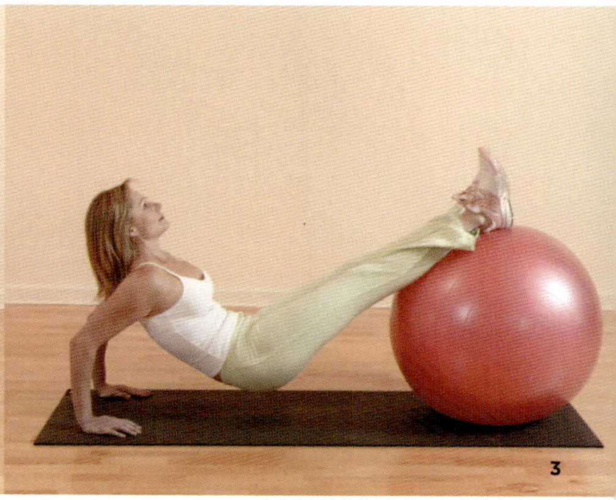
3

64• DESSINER UN « C »

↘ Tonifie muscles de la face postérieure des bras.

→ Vous êtes assis sur le ballon, les pieds à plat sur le sol. Faites rouler le ballon et penchez-vous en arrière jusqu'à ce que le bas et le milieu du dos soient en appui sur le ballon [1].
→ Le haut du dos est arrondi. Le ballon épouse la courbure lombaire.
→ Tendez les bras à l'horizontale devant vous, puis contractez les abdominaux afin de décoller le milieu du dos du ballon [2].
→ Pressez les lombaires sur le ballon et étirez le dos.
→ Répétez le mouvement dix fois.

CONSEIL

Expirez en revenant à la position initiale.

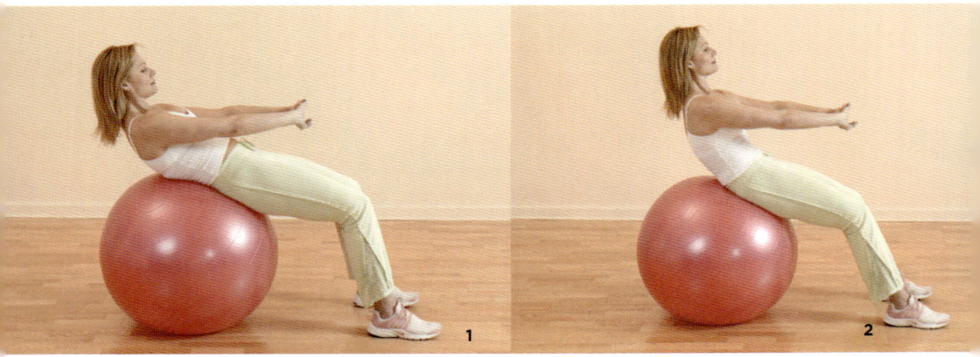

65. LE PONT

↘ Décontracte et étire les muscles fléchisseurs des hanches et les quadriceps tout en tonifiant les muscles glutéaux (fessiers) et les ischio-jambiers.

→ Vous êtes allongé sur le dos, les pieds posés sur le ballon et écartés de la largeur des hanches. Décollez légèrement les hanches du sol en exerçant une pression des orteils sur le ballon [1].
→ Levez un peu plus haut les hanches en faisant rouler le ballon et en posant les talons dessus [2].
→ Levez encore plus haut en contractant les muscles des épaules et du haut du dos mais en gardant la nuque allongée.
→ Maintenez la position quelques secondes et reprenez appui sur les orteils.
→ Redescendez lentement le buste sur le sol.
→ Répétez l'exercice cinq fois.

CONSEIL

Gardez la nuque allongée.

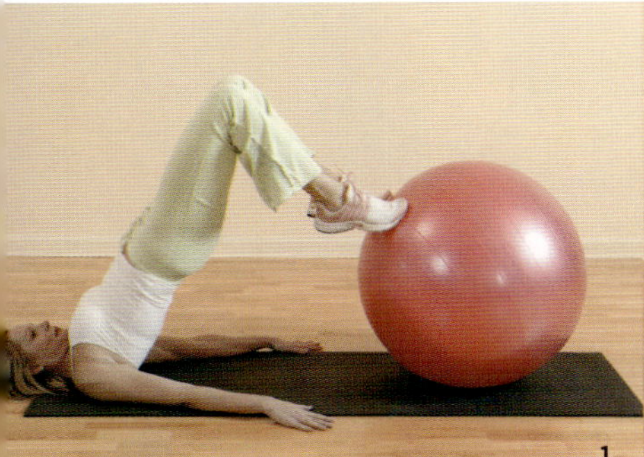

1

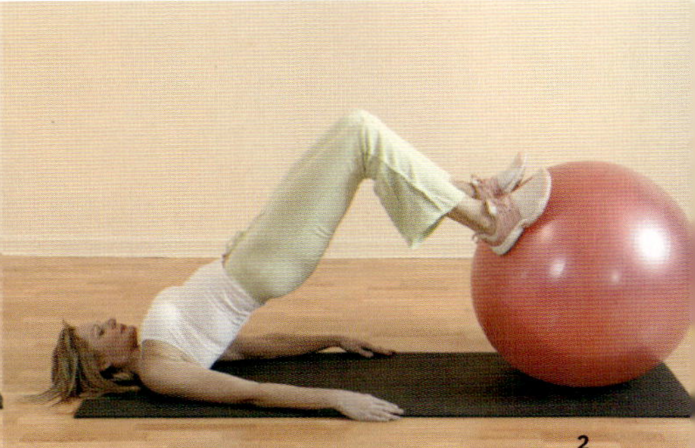

2

66• EXERCICE DE PRÉPARATION À L'ENROULEMENT DU TRONC **

↘ Est idéal pour obtenir des abdominaux et des muscles dorso-lombaires toniques et un ventre plat.

→ Le dos et la tête sont en appui sur le ballon. Les bras sont tendus de chaque côté de la tête.
→ Mettez les mains derrière la tête. Les coudes pointent sur le côté [1].
→ Contractez les abdominaux pour décoller le haut du dos du ballon [2].
→ Relâchez les abdominaux pour revenir à la position initiale.
→ Répétez le mouvement cinq fois.

CONSEIL

Au fil du temps, vous arriverez à faire une série de dix.

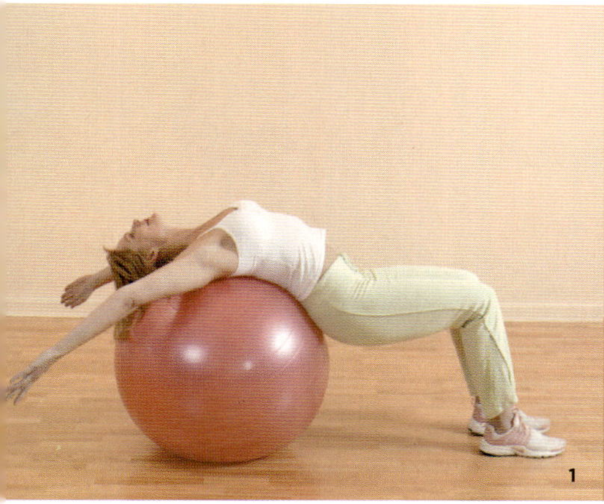
1

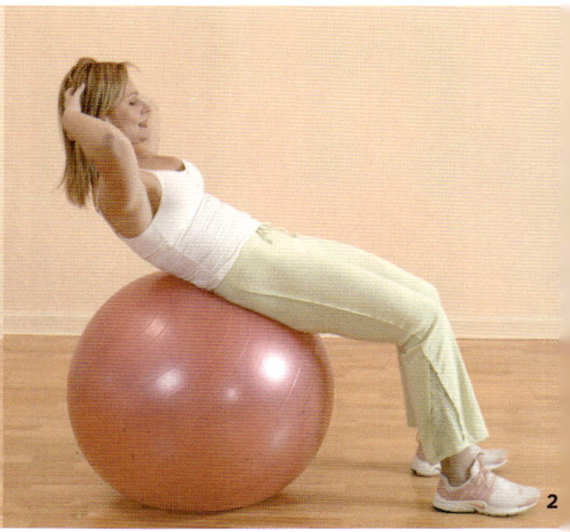
2

67• ÉTIREMENT DES FESSIERS ET DES MUSCLES DE LA HANCHE *

↘ Étire les muscles glutéaux (fessiers) et les muscles des hanches.

→ Vous êtes allongé sur le dos, les jambes fléchies.
→ Posez le pied gauche à plat sur le ballon et la cheville droite sur le genou gauche.
→ Ramenez le ballon vers les fesses en appuyant avec la cheville droite sur le genou gauche pour l'ouvrir au maximum.
→ Revenez à la position de départ.
→ Répétez le mouvement dix fois.

CONSEIL

Inversez la position des jambes et faites une nouvelle série de dix.

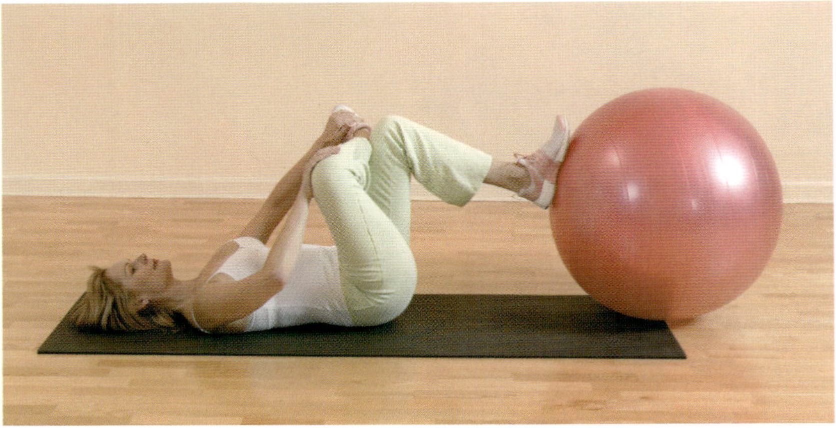

68• ÉLÉVATIONS DU BASSIN ***

↘ Tonifie l'aine et les muscles pelviens.

→ Vous êtes allongé sur le dos, les genoux fléchis à 90° et les pieds sur le sommet du ballon [1].
→ Contractez les ischio-jambiers et les muscles glutéaux (fessiers) et décollez les hanches du sol [2].
→ Redescendez le bassin sans relâcher les muscles des jambes et des fesses [3].
→ Répétez le mouvement cinq fois.

CONSEIL

Entraînez-vous jusqu'à ce que vous arriviez à faire une série de dix. C'est une excellente rééducation pour les femmes qui viennent d'accoucher !

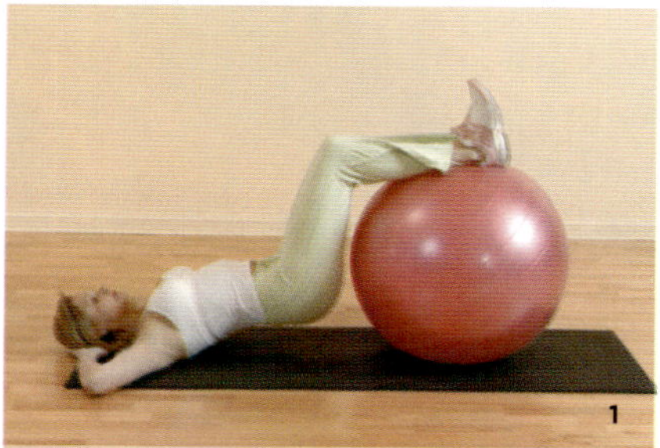
1

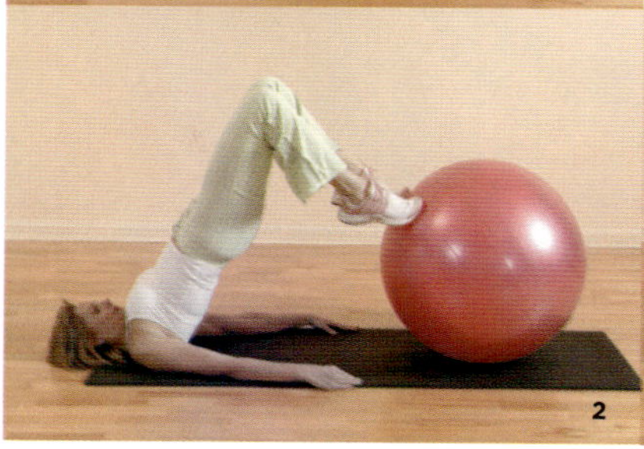
2

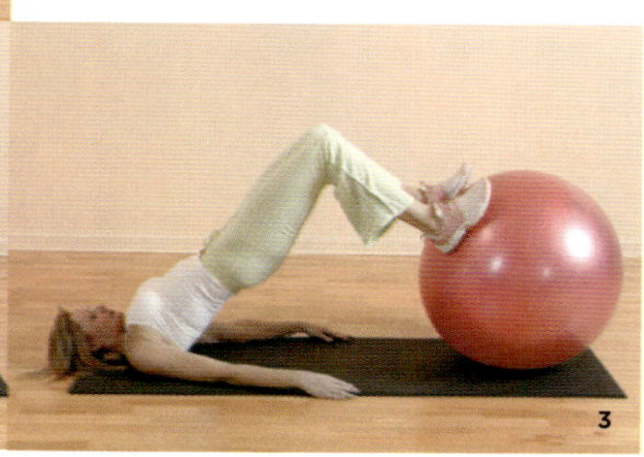
3

69• ÉTIREMENT DU TORSE, JAMBES LEVÉES ***

↘ Assouplit la colonne vertébrale et tonifie les muscles fléchisseurs de la hanche.

→ Les fesses, le dos et la nuque sont en appui sur le ballon. Les mains sont à plat sur le sol, les doigts pointés vers le ballon.
→ Levez simultanément les deux jambes le plus haut possible.
→ Baissez une jambe puis l'autre, redressez-vous et mettez les mains derrière la tête.
→ Ne faites jamais l'exercice plus de deux fois de suite.

CONSEIL

Si vous n'arrivez pas à garder votre équilibre, ne levez qu'une jambe à la fois.

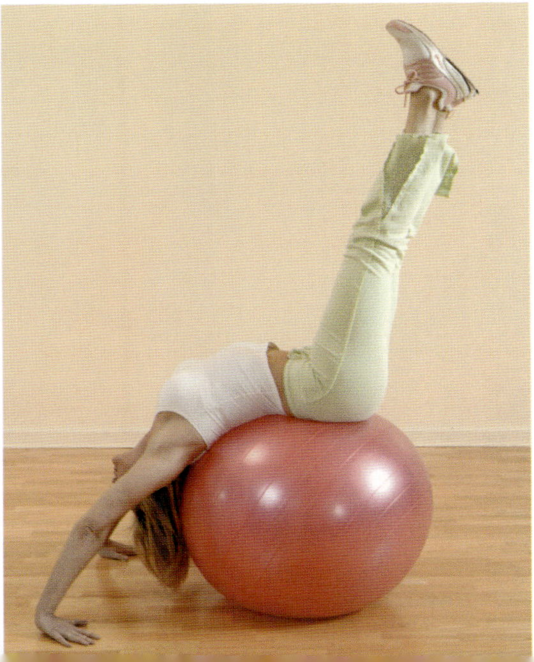

70• OPPOSITION ÉPAULE-GENOU **

↘ Tonifie les obliques et affine la taille.

→ Vous êtes assis sur le ballon, le corps incliné vers le haut. Mettez les mains derrière la tête [1].
→ Levez le genou droit et approchez le coude gauche du genou droit en gardant le dos collé au ballon [2].
→ Revenez à la position initiale et changez de côté.
→ Répétez le mouvement cinq à dix fois.

CONSEIL

Croisez les mains afin qu'elles supportent tout le poids de la tête et qu'il n'y ait aucune tension dans la nuque.

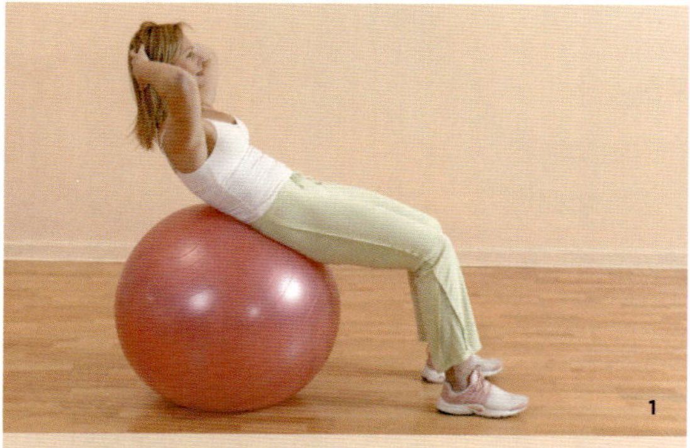

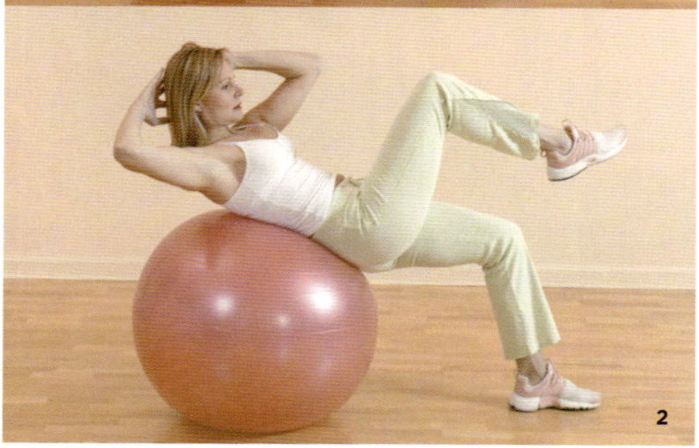

71• OPPOSITION BRAS-JAMBE ***

↘ Sollicite plus fortement les obliques et les muscles transverses que l'exercice précédent.

→ Vous êtes assis, le dos en appui sur le ballon, les bras levés au-dessus de la tête [1].
→ Redressez le buste et, sans bouger le bras droit, touchez le genou droit avec la main gauche. Le bras gauche est tendu [2].
→ Revenez à la position initiale.
→ Répétez cinq fois le mouvement.

CONSEIL
Changez la position des bras.

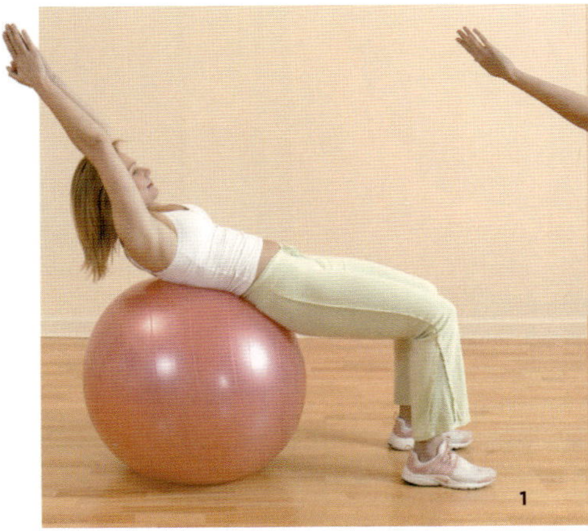
1

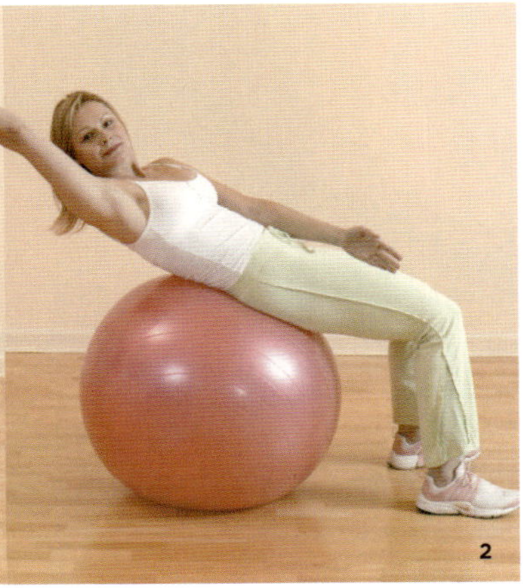
2

72• ENROULEMENT DU TRONC, BRAS TENDUS **

↘ Tonifie les grands droits sans créer de tension au niveau du dos.

→ Les fesses et le dos sont en appui sur le ballon. Le corps est incliné vers le haut.
→ Les bras sont levés au-dessus de la tête, les coudes sont à la hauteur des oreilles et les paumes sont serrées l'une contre l'autre.
→ Relevez le buste en gardant les épaules baissées et en contractant les abdominaux.
→ Revenez à la position initiale.
→ Répétez huit à dix fois le mouvement.

CONSEIL
Faites une seconde série si vous le souhaitez.

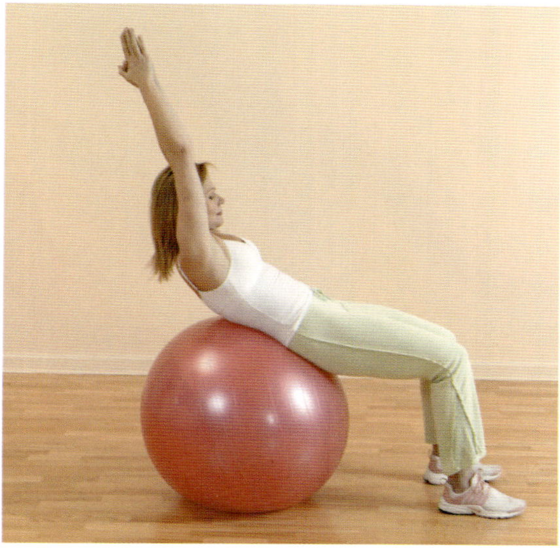

73• LE BÛCHERON ***

↘ Tonifie les muscles du dos et les abdominaux ; il allonge et affine le torse.

→ Les fesses et le dos sont en appui sur le ballon. Les bras sont tendus derrière la tête et les doigts croisés.
→ Inclinez le buste sur la droite en gardant les bras tendus. Vous sentez un étirement dans le côté gauche. Les hanches sont immobiles 1.
→ Redressez-vous et posez les deux mains sur le genou gauche comme si vous coupiez du bois avec une hache 2.
→ Répétez le mouvement six fois.

CONSEIL
Changez de côté.

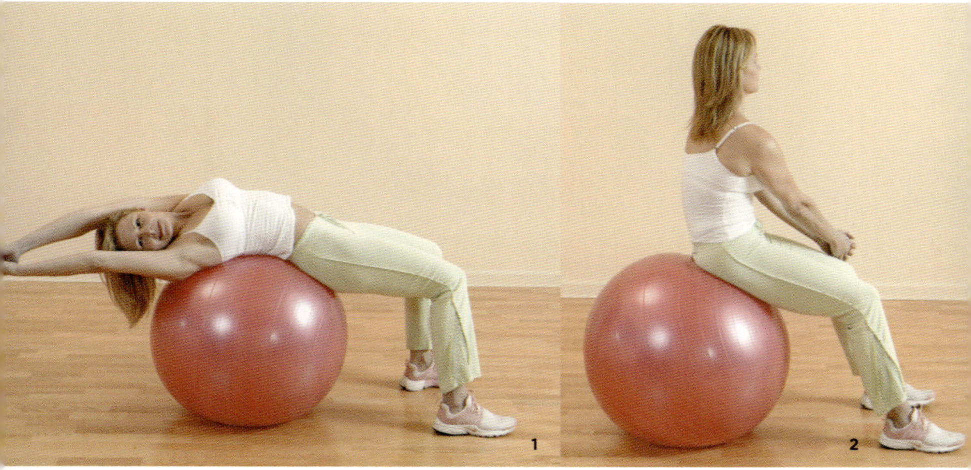

74• MOUVEMENTS CIRCULAIRES, BRAS ALTERNÉS **

↘ Étire les muscles du dos, des épaules et les abdominaux ; tonifie les muscles stabilisateurs.

→ Les fesses et le bas du dos sont en appui sur le ballon. Le corps est incliné vers le haut. Les genoux sont dans l'alignement des hanches, les bras sont tendus devant vous, les doigts pointés les uns vers les autres.

→ Levez le bras droit au-dessus de la tête et tendez le bras gauche vers le genou droit. Regardez votre main droite. Le bassin est bien ancré dans le ballon [1].

→ Dessinez des cercles avec le bras droit puis revenez à la position initiale [2].

→ Répétez l'exercice quatre fois.

CONSEIL

Inversez la position des bras et faites une nouvelle série.

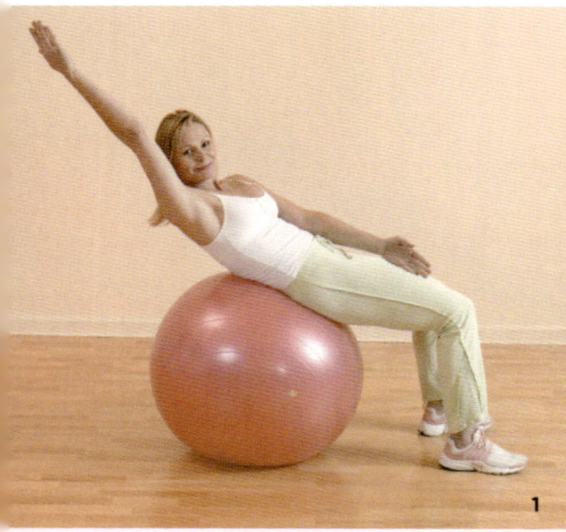

1

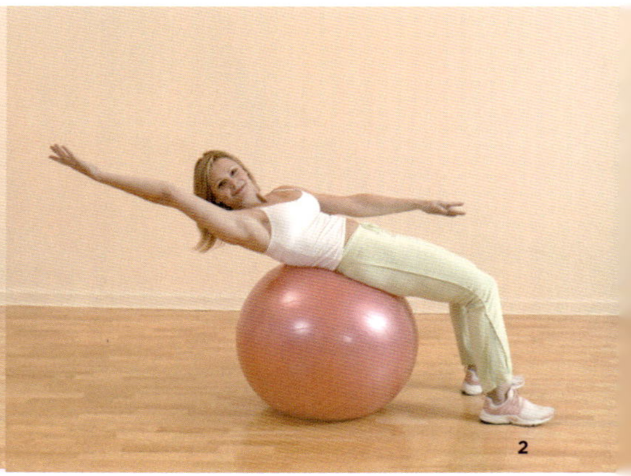

2

75• ENROULEMENT COMPLET DU TRONC ***

↘ Tonifie les grands droits.

→ Les fesses, le bas du dos et les épaules sont en appui sur le ballon. Le corps est incliné vers le bas. Les genoux sont écartés de la largeur des hanches et les mains derrière la tête [1].

→ Si besoin est, modifiez légèrement la position afin d'être le plus à l'aise possible.

→ Serrez les coudes et enroulez le buste en comptant « un » [2].

→ Revenez à la position initiale en comptant jusqu'à trois. Répétez le mouvement huit à dix fois. Faites une seconde série si vous le désirez.

CONSEIL

Pour augmenter la difficulté, prenez un médecine-ball de 1 ou 2 kg. Tenez-le entre les mains derrière la tête en vérifiant que la nuque est allongée.

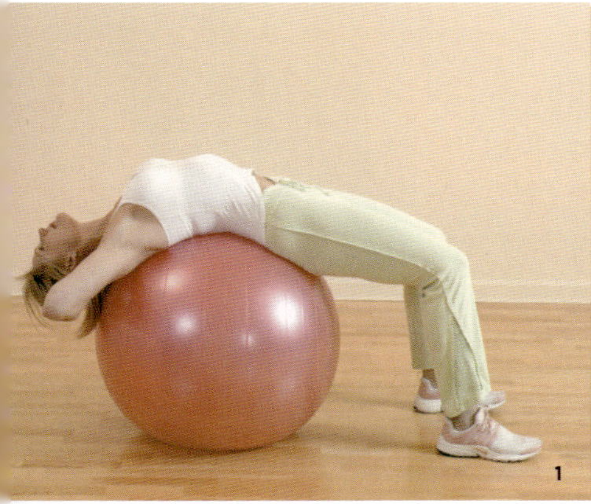

1

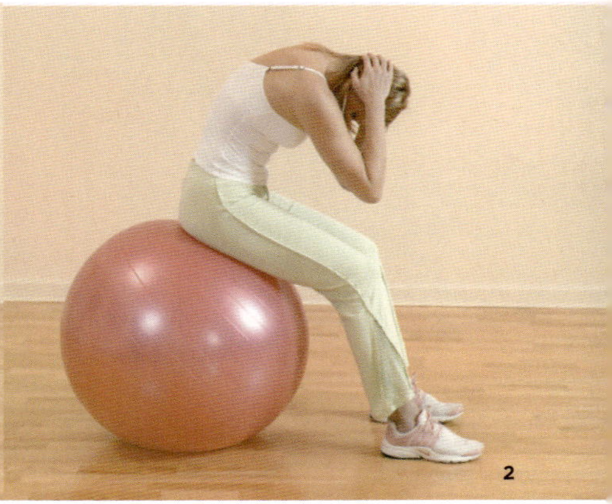

2

SO TONIC

EXERCICES EN POSITION ALLONGÉE SUR LE VENTRE

En général, les personnes qui utilisent un Swiss Ball adorent exécuter des exercices en position allongée sur le ventre car elles ont l'impression de se détendre et de fournir des efforts moindres par rapport aux autres exercices. Or elles se trompent complètement ! En effet, ce n'est pas parce que vous êtes allongé sur le ventre que vos muscles sont moins sollicités ; il suffit de penser aux pompes ! Pendant ces exercices, vous n'êtes pas allongé par terre mais vous regardez au sol et ce type d'exercice est généralement redouté !

76• EXTENSION DU HAUT DU DOS *

↘ Tonifie les muscles situés au milieu du dos et élimine les tensions au niveau des lombaires.

→ La poitrine et le bassin sont en appui sur le ballon, les jambes tendues et écartées de la largeur des hanches, les plantes de pieds fermement ancrées au sol, les mains à plat sur le ballon devant la poitrine.
→ Collez le ballon au bassin et étirez le haut du dos en éloignant le plus possible la poitrine du ballon.
→ Revenez à la position initiale.
→ Répétez le mouvement huit fois.

CONSEIL

La position allongée sur le ventre est idéale pour tonifier la face postérieure du corps – tous les muscles du dos sans exception et les muscles des jambes.

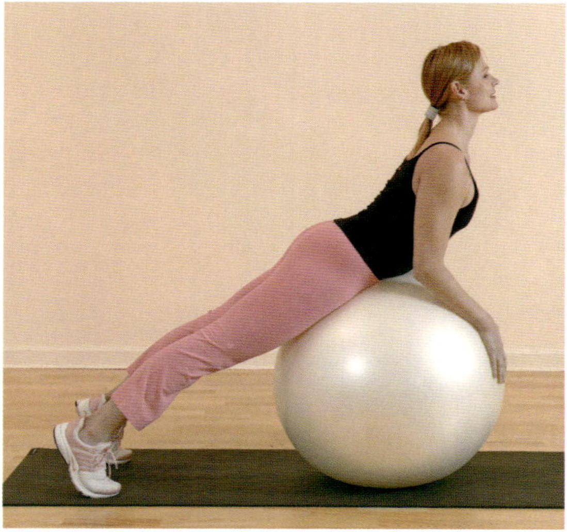

77• EXTENSION DU DOS, BRAS ET BUSTE EN « T » *

↘ Tonifie et étire les trapèzes et les rhomboïdes.

→ Le ventre et les cuisses sont collés au ballon, les genoux sont légèrement fléchis, les bras sont tendus sur les côtés à la hauteur des épaules.
→ Faites rouler le ballon vers l'avant en contractant simultanément les muscles des jambes et en tirant les bras en arrière vers les hanches.
→ Revenez à la position initiale.
→ Répétez le mouvement dix fois.

CONSEIL
La nuque est allongée.

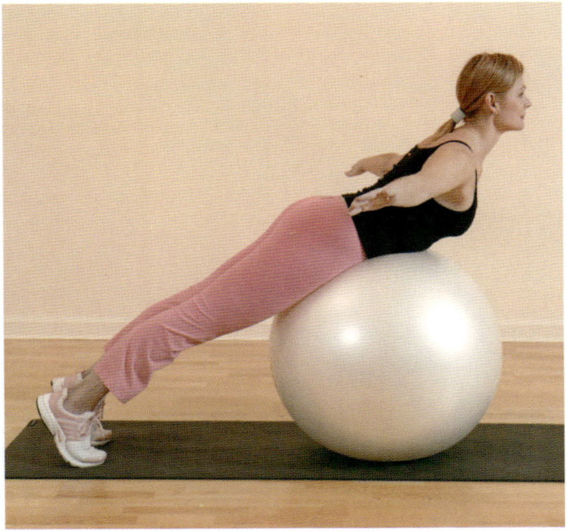

78• EXTENSIONS ALTERNÉES DES JAMBES *

↘ Tonifie les ischio-jambiers et les muscles glutéaux (fessiers) ; il remonte et raffermit les fesses.

→ Le haut du buste est en appui sur le ballon, les genoux sur le sol.
→ Rapprochez le ballon de votre poitrine et maintenez-le en place avec les mains.
→ Tendez la jambe droite en arrière jusqu'à la hauteur de la hanche.
→ Revenez à la position initiale.
→ Répétez le mouvement dix fois.

CONSEIL
Inversez la position des jambes.

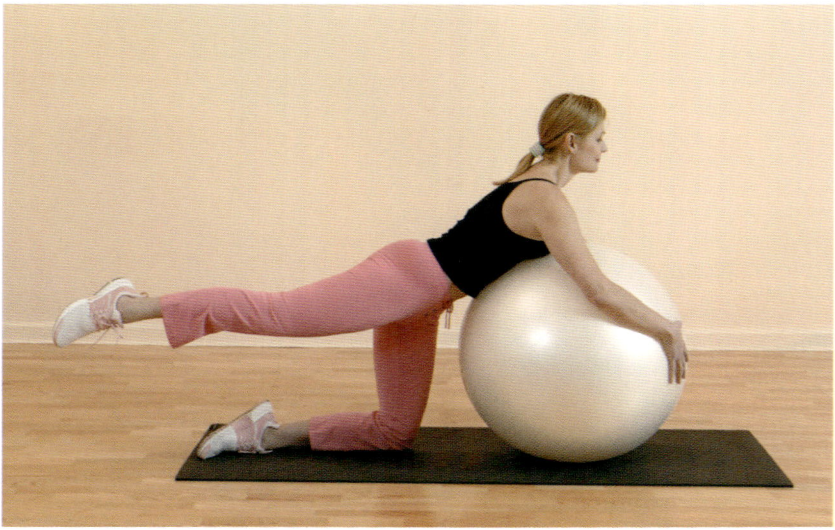

79• POMPES ***

↘ Tonifie les pectoraux, les muscles dorso-lombaires, les triceps, les muscles glutéaux (fessiers) et les ischio-jambiers.

CONSEIL
Inversez la position des jambes.

→ Le bassin et le buste sont en appui sur le ballon.
→ Posez les mains sur le sol et mettez-vous dans la position de départ pour effectuer des pompes.
→ Levez la jambe droite à la verticale et la jambe gauche à l'horizontale sans décoller les hanches.
→ Faites rouler le ballon vers l'avant et fléchissez les coudes pour rapprocher le buste du sol.
→ Faites rouler le ballon vers l'arrière sous la jambe.
→ Répétez le mouvement dix fois.

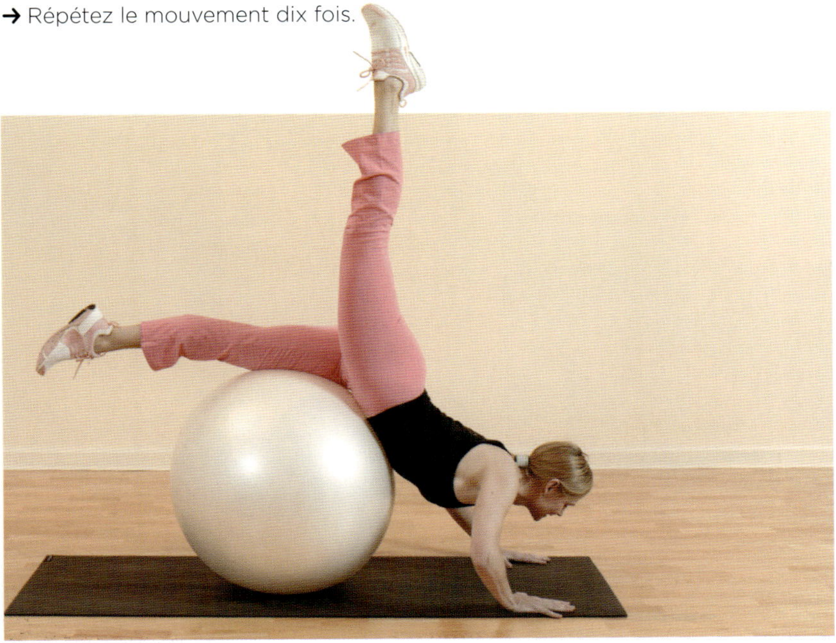

80• EXTENSION DES DEUX JAMBES **

↘ Tonifie les muscles lombaires et les muscles le long de la colonne vertébrale.

→ Le haut des cuisses et le bassin sont collés au ballon. Le buste est incliné en avant. Prenez appui sur les coudes, les avant-bras et les mains 1.
→ Faites rouler le ballon vers l'avant 2.
→ Les coudes, les avant-bras et les mains sont sur le sol, les jambes sont tendues, la poitrine ne touche pas le ballon. Les muscles glutéaux (fessiers) sont contractés.
→ Revenez à la position initiale.
→ Répétez le mouvement cinq fois.

CONSEIL
Le dos doit être étiré.

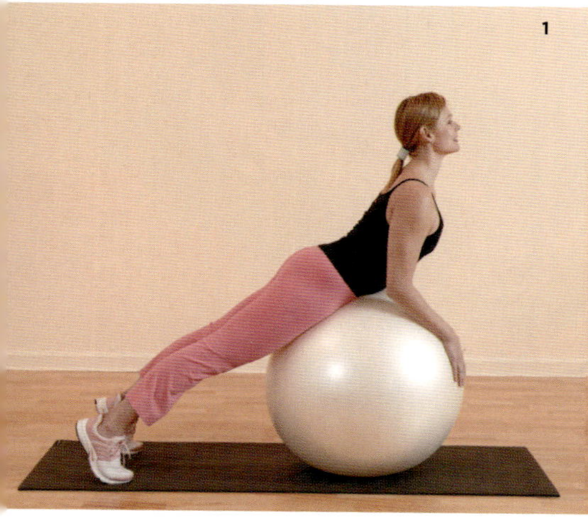
1

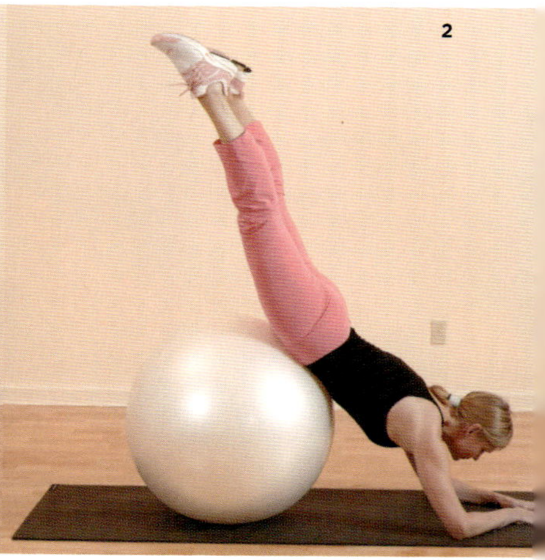
2

81• CISEAUX ****

↘ Tonifie les muscles glutéaux (fessiers) et les ischio-jambiers.

→ Le bassin est en appui sur le sommet du ballon, les coudes, les avant-bras et les mains sont sur le sol. Les poignets sont dans l'alignement des épaules. Les jambes sont tendues.
→ Ouvrez et refermez lentement les jambes dans un mouvement de ciseaux.
→ Une fois le mouvement terminé, faites le dos rond comme un chat en colère afin d'étirer le dos et d'inverser la courbure naturelle de la colonne vertébrale.
→ Répétez le mouvement cinq fois.

CONSEIL

La colonne vertébrale reste en position neutre et les abdominaux sont contractés.

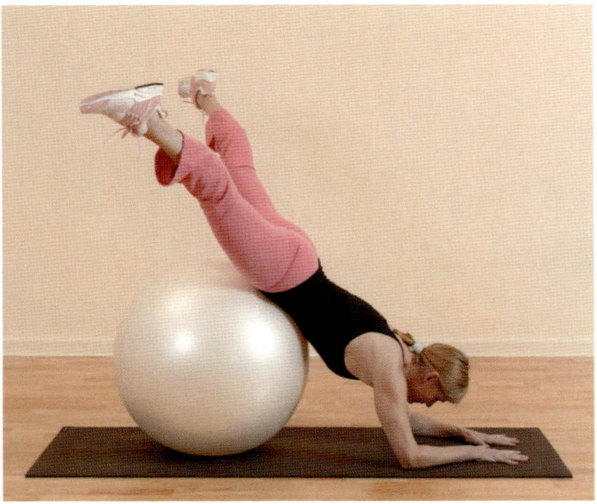

82• CURL DES JAMBES ***

↘ Remuscle et remonte les fesses.

→ Les hanches et le ventre sont en appui sur le sommet du ballon.
→ Posez les mains bien à plat sur le sol afin de stabiliser les épaules. Les épaules sont décontractées et éloignées l'une de l'autre. Les bras sont tendus. Il n'y a aucune tension dans la nuque. Les jambes sont tendues.
→ En contractant au maximum les muscles glutéaux (fessiers) et les ischio-jambiers, pliez les jambes et ramenez les pieds au-dessus des fesses afin de décoller au maximum les genoux du ballon.
→ Maintenez la position quelques secondes.
→ Reposez les deux genoux sur le ballon.
→ Répétez le mouvement cinq fois.

CONSEIL
Au fil du temps, vous devez réussir à enchaîner une série de dix.

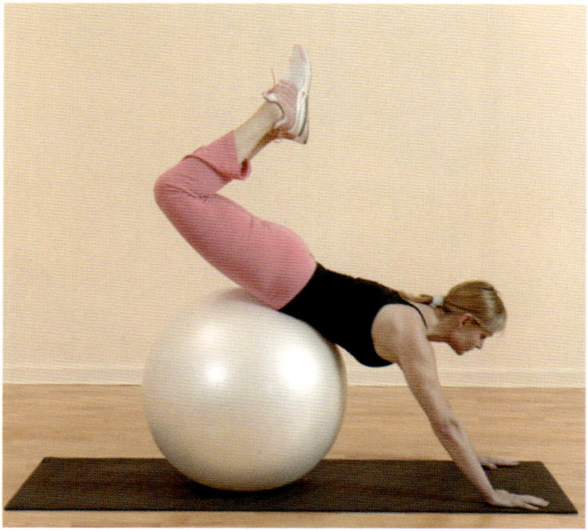

83• MOUVEMENTS D'ÉPAULES CIRCULAIRES***

↘ Étire les épaules.

→ Les cuisses et le bassin sont en appui sur le ballon. Les jambes sont tendues et écartées de la largeur des hanches. Les bras sont à l'horizontale à la hauteur des épaules ou légèrement plus bas [1].
→ Faites rouler le ballon vers le bras gauche en décollant le buste du ballon et en gardant les bras levés [2].
→ Revenez à la position initiale et faites rouler le ballon vers le bras droit.
→ Répétez le mouvement cinq fois.

CONSEIL
La nuque est allongée et décontractée.

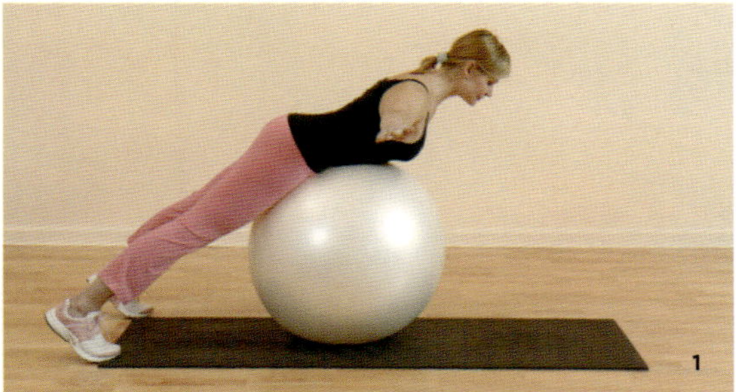

1

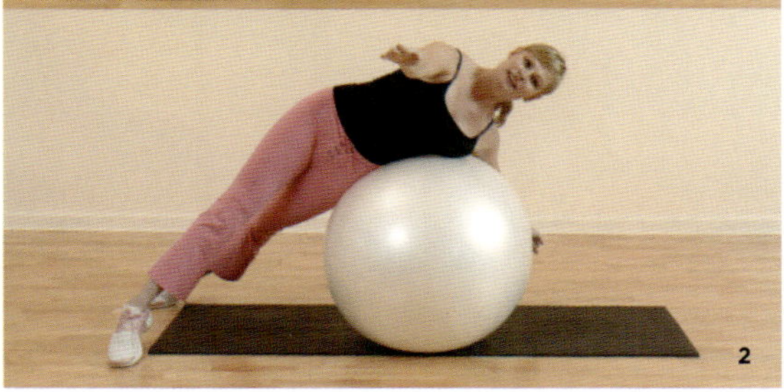

2

84• EXTENSIONS ALTERNÉES JAMBES TENDUES ***

↘ Tonifie les fessiers, les bras, le dos, les épaules et les abdominaux.

→ Vous êtes en appui sur le ballon, le corps à l'horizontale – les genoux et les tibias sur le sommet du ballon, les mains posées à plat sur le sol, les bras tendus dans la position de départ des pompes [1].
→ En gardant les hanches alignées, levez la jambe droite sans fléchir le genou [2].
→ Revenez à la position initiale.
→ Répétez le mouvement dix fois.

CONSEIL
Inversez la position des jambes.

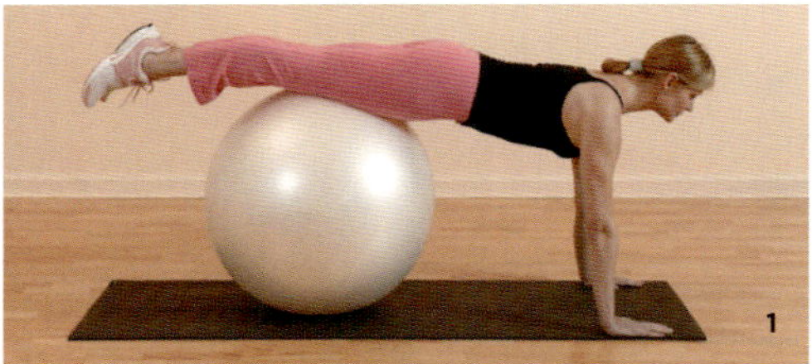

1

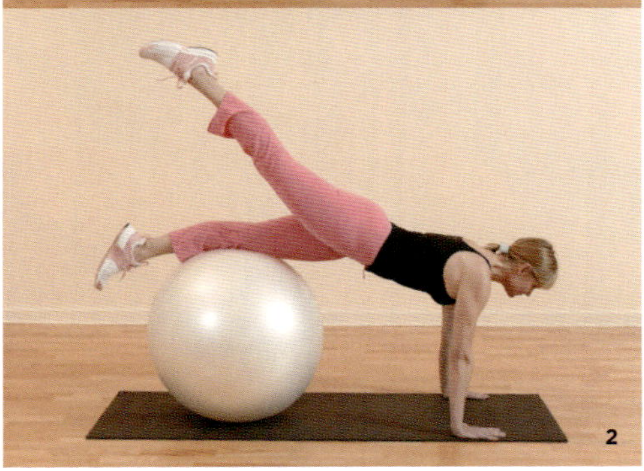

2

85• LA SAUTERELLE ***

↘ Isole et tonifie les ischio-jambiers dessinant une courbe sur la face postérieure des cuisses.

→ Vous êtes allongé sur le ballon, le haut des cuisses légèrement tourné vers l'extérieur et les pieds joints. Les genoux sont ouverts et forment un V. Les coudes, les avant-bras et les mains sont sur le sol.
→ Décollez les genoux du ballon en contractant les muscles glutéaux (fessiers). Ne basculez pas le bassin et ne relevez pas le dos.
→ Maintenez la position quelques secondes.
→ Revenez à la position initiale.
→ Répétez l'exercice cinq fois.

CONSEIL
Entraînez-vous régulièrement afin d'enchaîner une série de dix.

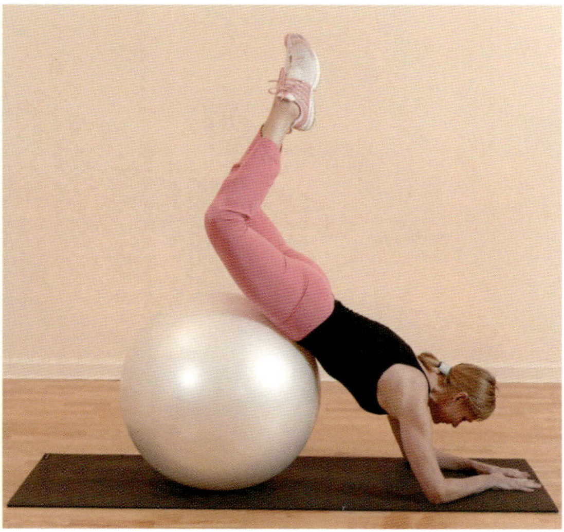

86• LA NAGE ***

↘ Tonifie les muscles du dos et les épaules.

→ Les cuisses, le bassin et le torse sont en appui sur le ballon. Les jambes sont tendues et écartées de la largeur des hanches. Les bras sont tendus.
→ Faites descendre les omoplates vers le bas du dos afin de dégager la nuque.
→ Levez le bras gauche – la paume tournée vers le sol – au niveau de la tête en gardant la nuque allongée. Le bras droit pointe vers le sol mais ne repose pas sur le ballon.
→ Inversez la position des bras.
→ Répétez le mouvement cinq fois et entraînez-vous afin d'enchaîner une série de dix.

CONSEIL

Pendant tout le mouvement, les doigts sont tendus et les épaules restent baissées.

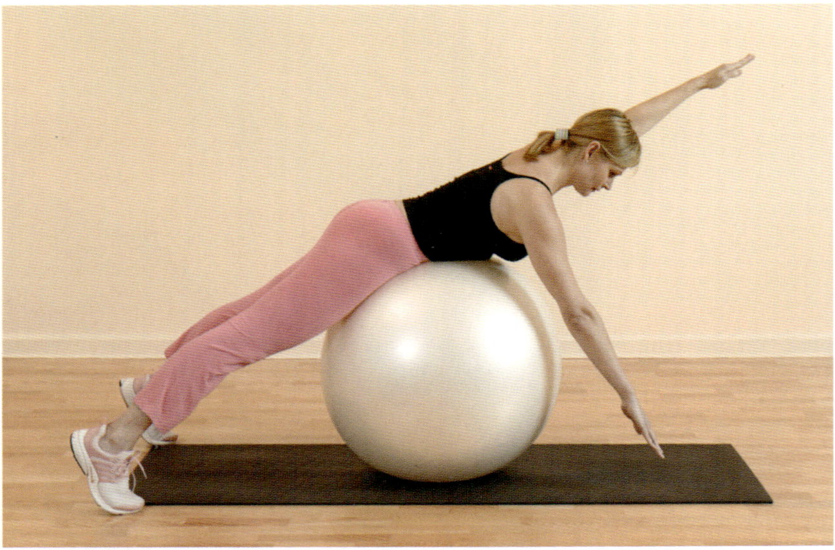

87• POMPES, LES GENOUX EN APPUI SUR LE BALLON ***

↘ Tonifie le haut du corps notamment la poitrine et le dos, il raffermit les abdominaux et les autres muscles du centre d'énergie.

→ En appui sur le ballon, avancez jusqu'à ce que le bassin soit au-dessus du sol et que les genoux soient au sommet du ballon 1.
→ Les bras sont tendus dans la position de départ des pompes. Les bras et les mains sont dans l'alignement des épaules. Les omoplates sont éloignées l'une de l'autre et parfaitement stables.
→ Fléchissez les coudes en veillant à ce que la poitrine se rapproche du sol avant la tête 2.
→ Redressez-vous et répétez le mouvement huit fois.

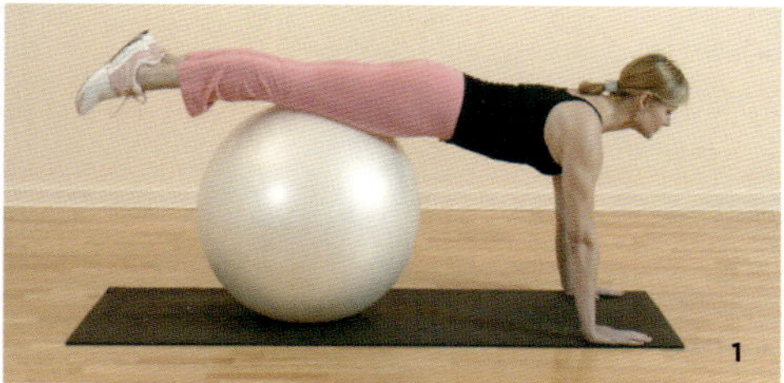

1

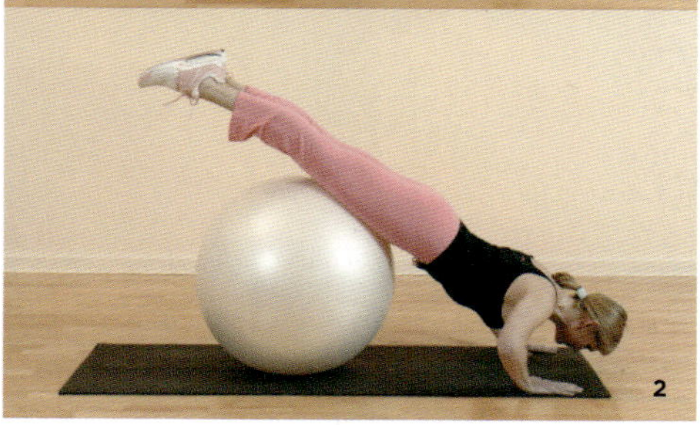

2

CONSEIL

Le corps est parfaitement aligné dans la position de la planche.

88• POMPES, LES ORTEILS EN APPUI SUR LE BALLON ***

↘ Tonifie et allonge les muscles des jambes ; idéal pour avoir les jambes galbées des danseuses !

→ Allongé sur le ballon, avancez jusqu'à ce que le bassin et les cuisses soient au-dessus du sol et que les orteils soient en appui sur le ballon 1.
→ Repliez les orteils. Les bras sont tendus dans la position de départ des pompes.

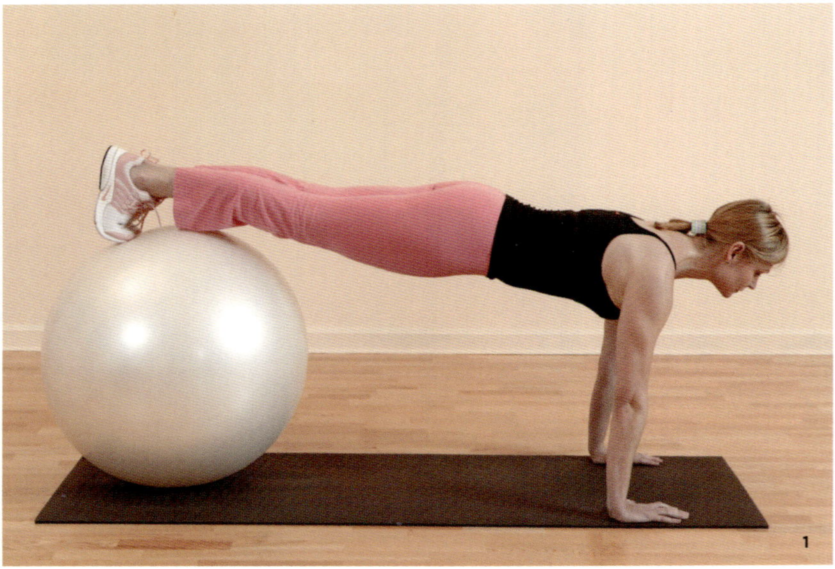
1

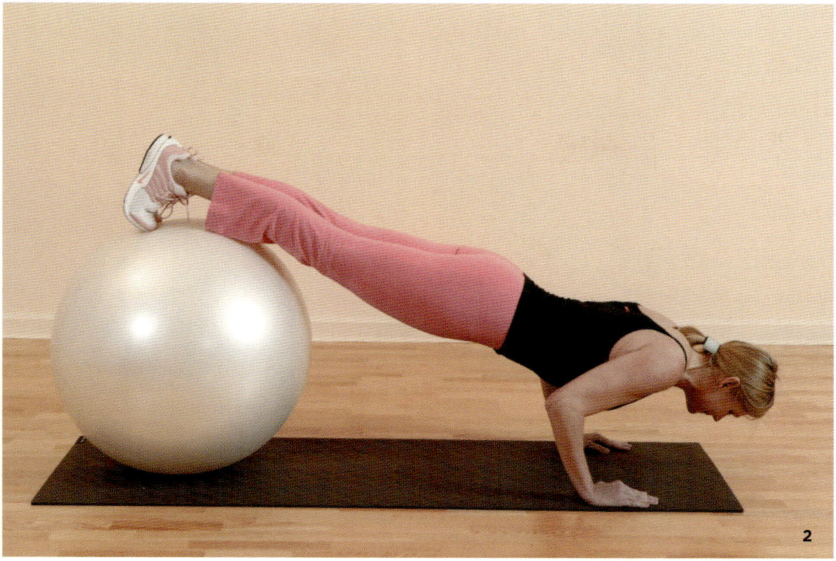

→ Fléchissez les coudes en gardant le corps droit et sans faire bouger le ballon [2].
→ Revenez à la position initiale et répétez le mouvement deux à dix fois selon vos aptitudes.

CONSEIL

Les mains sont dans l'alignement des épaules.

LE SWISS BALL AU SERVICE DU YOGA ET DE LA MÉTHODE PILATES

Le yoga et la méthode Pilates sont deux activités qui se suffisent à elles-mêmes. Toutefois, les adeptes de Joseph Pilates et les yogis les plus expérimentés apprécient de travailler avec un Swiss Ball afin de rompre la monotonie des exercices classiques et de solliciter plus fortement les différentes parties de leur corps. Le yoga et la méthode Pilates ont des effets bénéfiques à la fois sur le corps et sur l'esprit qui, pour que chaque exercice soit correctement réalisé, doivent travailler en parfaite symbiose. N'oublions pas que les fondements du yoga reposent non seulement sur l'union du corps et de l'esprit mais également sur la relation entre l'esprit et l'Univers.

89• LA SCIE *

↘ Tonifie les muscles lombaires, améliore la posture et soulage de nombreuses douleurs dorsales.

→ Vous êtes allongé, le dos en appui sur le ballon, le buste légèrement incliné vers le haut, les genoux dans l'alignement des hanches, la main droite derrière la tête. Le bras gauche est tendu, les doigts pointent vers le genou droit.
→ Avancez le bras gauche – le mouvement part du bras et non de la taille – pour l'amener au-dessus du bord externe de la cuisse droite.
→ Inclinez le torse vers l'avant.
→ Revenez à la position initiale.
→ Inversez la position des bras et répétez deux à cinq fois le mouvement selon votre aptitude.

CONSEIL

Pendant tout le mouvement, les hanches sont stables et alignées, et la cage thoracique est tirée vers la gauche.

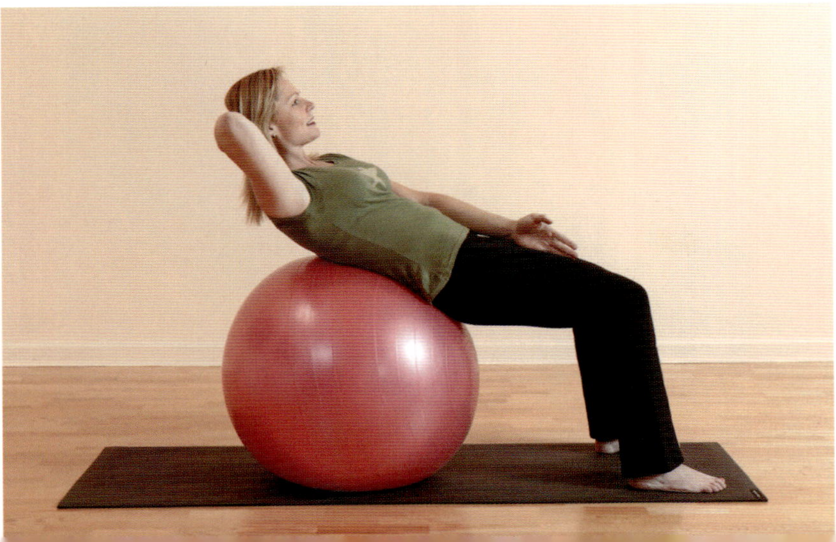

90• ÉLÉVATION DU BUSTE, JAMBES SURÉLEVÉES ***

↘ Améliore la posture et tonifie les muscles du centre d'énergie.

→ Vous êtes allongé sur le sol, les talons en appui sur le ballon, les bras tendus derrière la tête et les genoux fléchis 1.

→ Faites rouler le ballon vers l'avant en tendant les jambes et en redressant le buste pour prendre appui sur les ischions 2.

CONSEIL

Les abdominaux sont contractés, le dos est étiré et les épaules sont baissées.

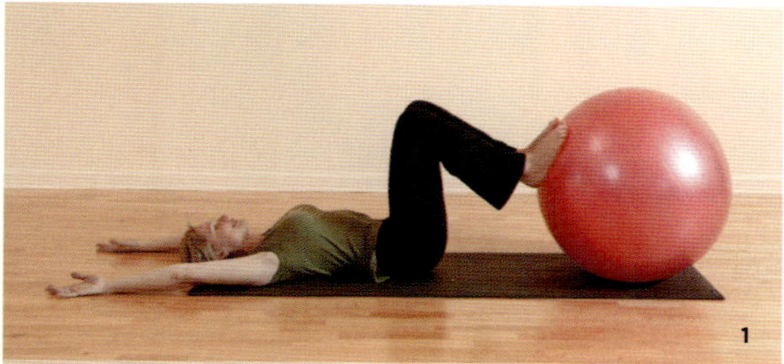

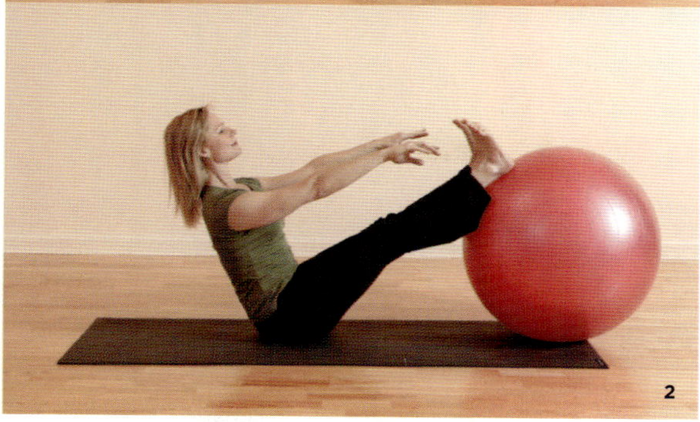

91• LE CHAT *

↘ Décontracte totalement les muscles du dos et les abdominaux mais également la nuque et le haut des cuisses.

→ Vous êtes à genoux sur le sol, le ballon devant vous, les mains posées à plat sur le sommet [1].
→ Faites rouler le ballon vers l'avant en étirant et en creusant la colonne vertébrale [2].

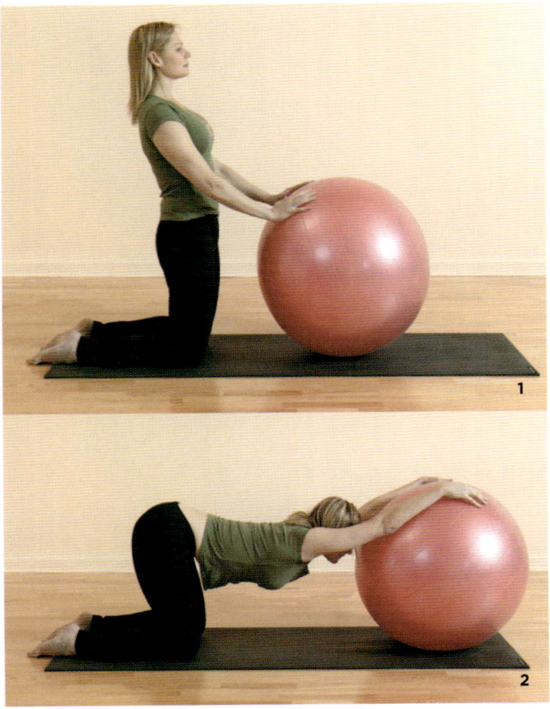

→ Ramenez le ballon vers vous en arrondissant le dos [3].
→ Revenez à la position initiale puis penchez-vous en arrière pour vous étirer [4].
→ Répétez l'exercice autant de fois que vous le souhaitez.

CONSEIL

Concentrez-vous sur votre respiration. Inspirez et expirez profondément et régulièrement.

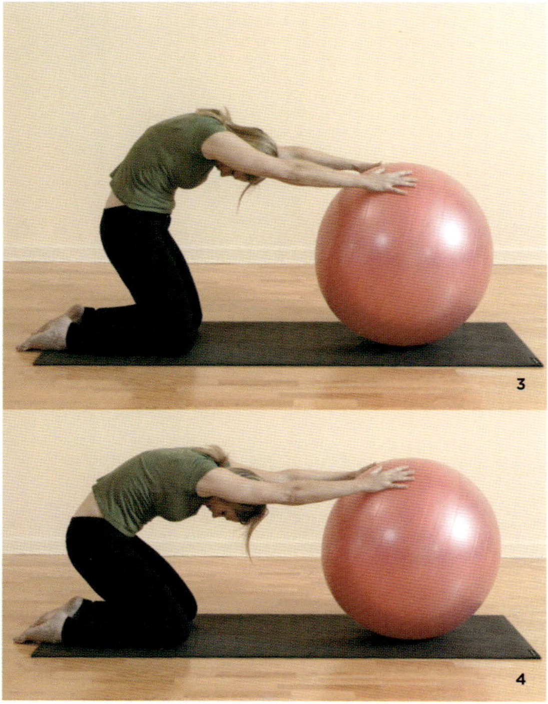

92• EXTENSION DES JAMBES ***

↘ Tonifie tous les muscles du corps.

→ Les cuisses, le bassin et le ventre sont en appui sur le ballon, les bras sont tendus comme dans la position de départ des pompes [1].
→ Faites rouler le ballon vers l'arrière afin d'avoir les jambes tendues, les orteils en appui sur le ballon, le buste rectiligne des hanches à la tête et les mains dans l'alignement des épaules [2].
→ Revenez à la position initiale [3].

CONSEIL

Entraînez-vous jusqu'à ce que vous puissiez enchaîner le mouvement trois à cinq fois.

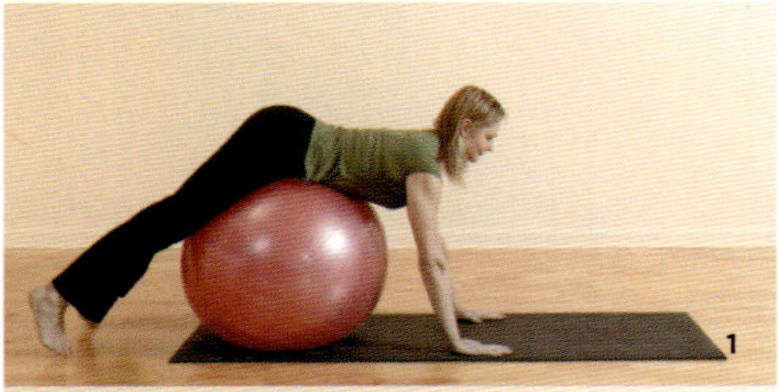
1

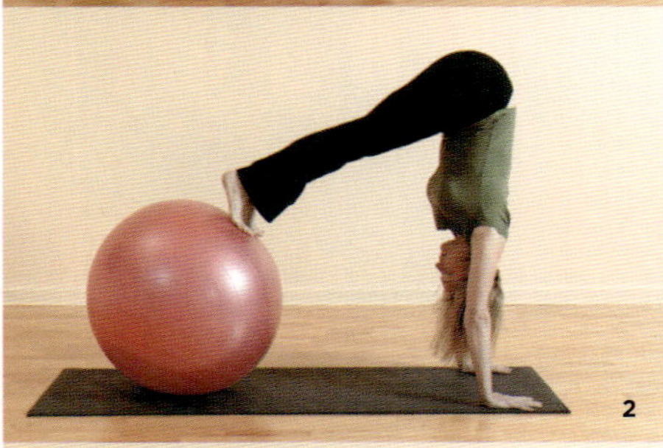
2

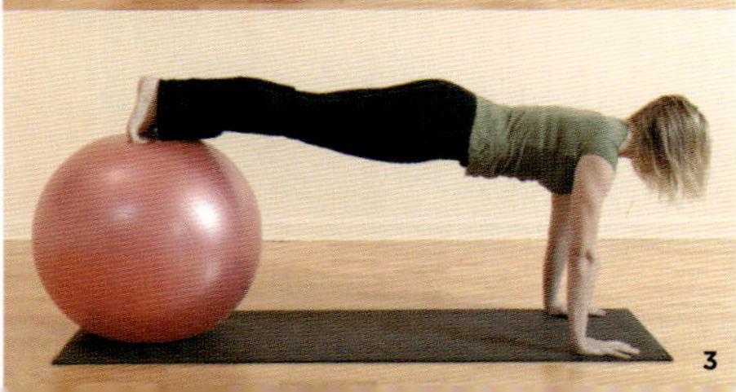
3

93• LA CHANDELLE ***

↘ Tonifie les muscles du haut du corps, décontracte les jambes et la nuque.

→ Mettez le ballon face à un mur.
→ Faites-le rouler le long du mur et maintenez-le en place avec les pieds. Les genoux sont fléchis [1].
→ Faites monter le ballon un peu plus haut pour prendre la posture de la chandelle. Les jambes et les bras sont tendus. Les épaules sont collées au sol [2].
→ Revenez à la position initiale en faisant redescendre le ballon.

CONSEIL

Ne répétez pas le mouvement plus de deux fois de suite.

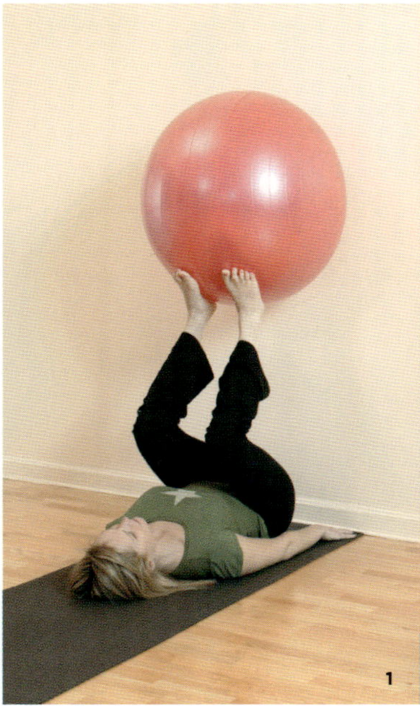

1

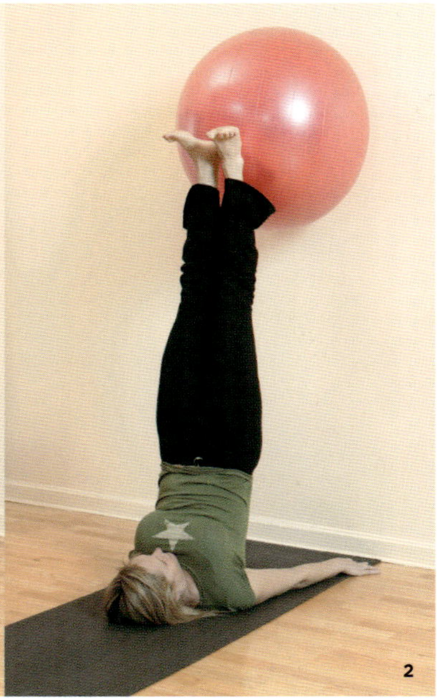

2

94• LE CYGNE **

↘ Est excellent pour tonifier les muscles du centre d'énergie et remodeler le buste et les hanches.

→ Le buste est en appui sur le ballon, les bras sont baissés et les jambes tendues.
→ Contractez les muscles du centre d'énergie, inspirez, redressez le buste et étirez au maximum la tête, la nuque et les épaules.
→ Revenez à la position initiale et répétez l'exercice cinq fois.

CONSEIL
Ne cambrez pas trop le dos afin de ne pas comprimer la colonne vertébrale.

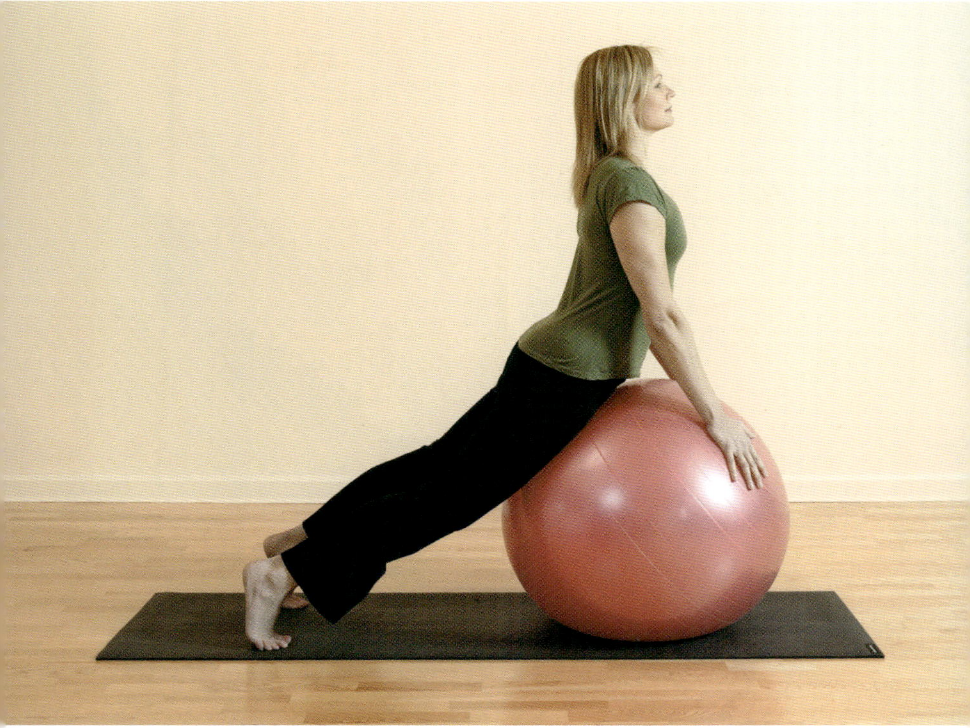

95• DESSINER UN « V » EN POSITION ASSISE ****

↘ Cet exercice particulièrement difficile s'adresse aux personnes dont les muscles du centre d'énergie sont hypertoniques.

→ Vous êtes assis sur le ballon, les mains sous les hanches, les genoux relevés et les talons en appui sur le ballon [1].
→ Tendez lentement les jambes afin que votre corps dessine un « V ». Maintenez la position le plus longtemps possible en vous concentrant afin de ne pas perdre l'équilibre [2].
→ Baissez les jambes et posez les pieds à plat sur le sol.

CONSEIL

Ne répétez pas le mouvement plus de deux fois de suite.

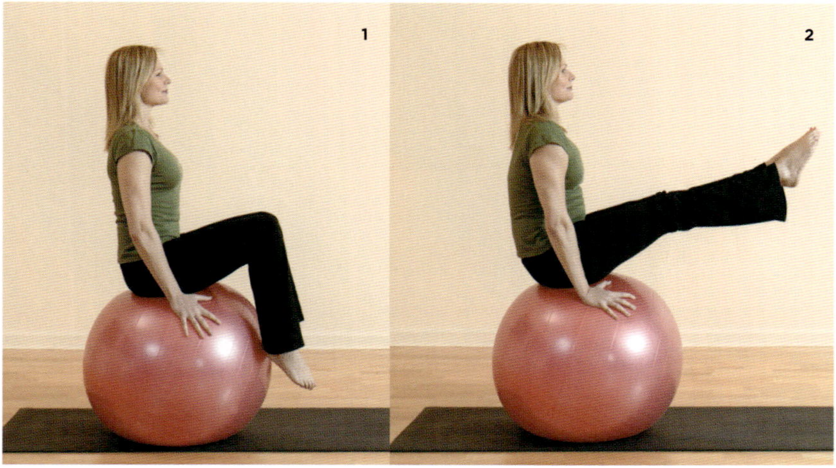

96• ET EN BONUS : L'ÉQUILIBRE DU CHAT ****

↘ Fous rires assurés !

→ Mettez-vous à quatre pattes sur le ballon dans la position d'un chat.
→ Trouvez votre équilibre.
→ Patatras ! Bon, vous essaierez une autre fois !

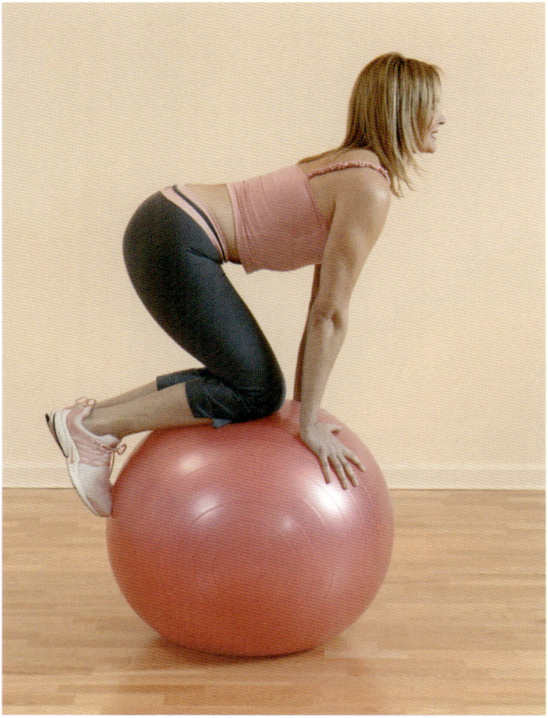

CONSEIL

Même si je vous présente cet exercice avec humour, sachez que de nombreux danseurs, athlètes et professeurs ne se contentent pas de rester en équilibre sur le ballon mais exécutent des mouvements complexes sur ce support à la stabilité précaire. Une personne dont les muscles du centre d'énergie sont hypertoniques peut parfaitement contrôler son corps et ce, quelle que soit la condition – ce qu'a toujours voulu prouver Joseph Pilates.

PROGRAMMES INDIVIDUALISÉS

La mise en place d'un programme individualisé repose sur deux facteurs : 1) les objectifs de chacun et 2) la façon d'atteindre ces objectifs (en fait, plus j'y pense et plus je me dis que ces deux facteurs sont également le secret de la réussite). Vous trouverez ci-après dix enchaînements que j'ai mis au point pour vous aider à faire le premier pas.

SOLLICITER LES MUSCLES DU CENTRE D'ÉNERGIE EN 15 MIN *

→ Opposition épaule-genou [51] (p. 88)
→ Extension du haut du dos [76] (p. 118)
→ Extension du dos, bras et buste en forme de « T » [77] (p. 119)
→ Élévations du bassin [68] (p. 108)
→ Extensions alternées des jambes [78] (p. 120)

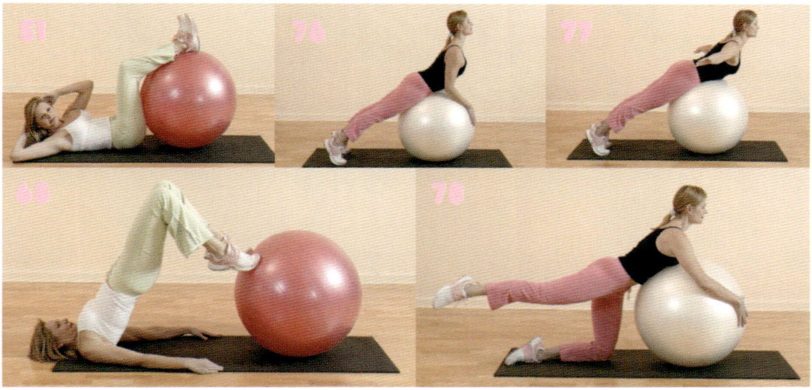

POUR UN REGAIN D'ÉNERGIE EN 15 MIN

- → Flexion latérale [09] (p. 37)
- → Flexions latérales du torse [26] (p. 56)
- → Le cygne [94] (p. 140)
- → Dessiner un huit [11] (p. 39)
- → Fente avant [12] (p. 40)
- → Torsion du buste, main sur la hanche [14] (p. 42)
- → Rotation des adducteurs [62] (p. 101)
- → Étirement du buste, ballon face à vous [33] (p. 64)
- → Étirement des ischio- jambiers [29] (p. 59)

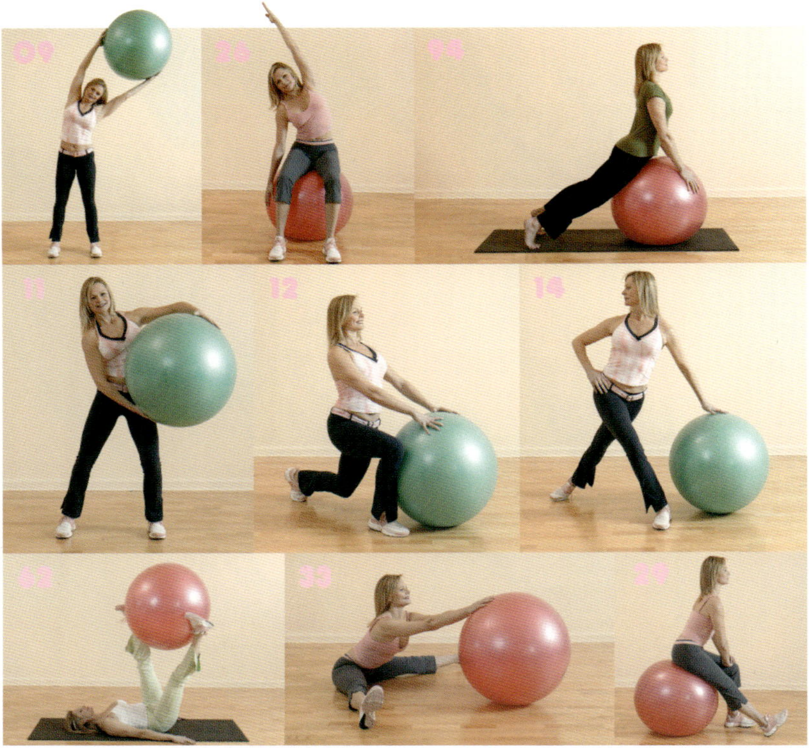

TONIFIER TOUT LE CORPS *

→ Accroupissements dos au mur [16] (p. 44)
→ Flexions latérales du torse [26] (p. 56)
→ Extensions alternées des jambes [78] (p. 120)
→ Lever d'haltères allongée sur le dos [49] (p. 83)
→ Triceps : petits coups contre le ballon [44] (p. 78)
→ Lever et baisser le bassin, les jambes fléchies [57] (p. 96)
→ Préparation à l'enroulement du tronc [50] (p. 86)
→ La scie [89] (p. 134)
→ Le chat [91] (p. 136)

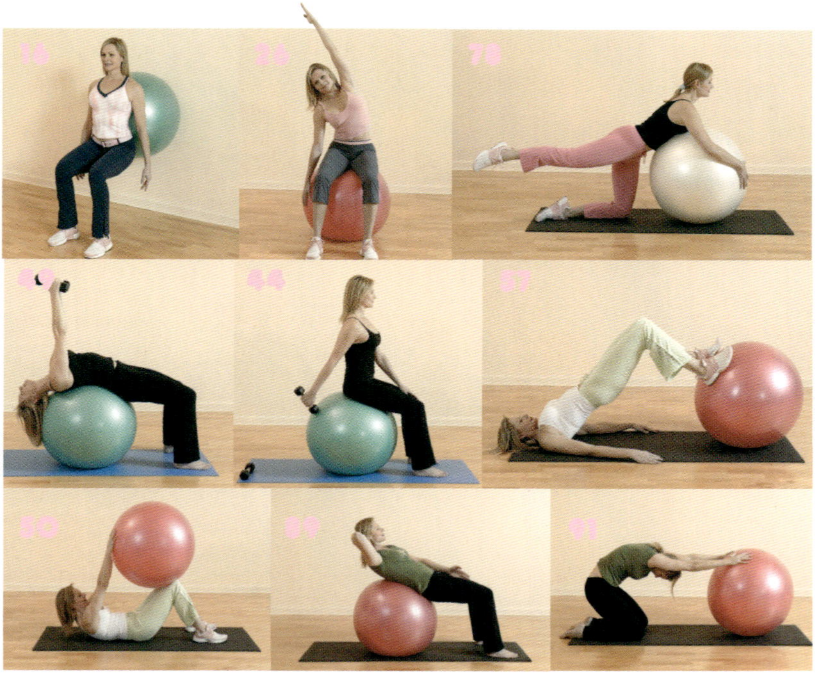

ASSOUPLISSEMENT

→ Fente avant [12] (p. 40)
→ Flexions latérales du torse [26] (p. 56)
→ Étirement du buste, ballon sur le côté [34] (p. 64)
→ De la position assise à la position semi-allongée [56] (p. 95)
→ Extension des jambes [92] (p. 138)
→ Étirement du torse, jambes levées [69] (p. 109)
→ La chandelle [93] (p. 139)

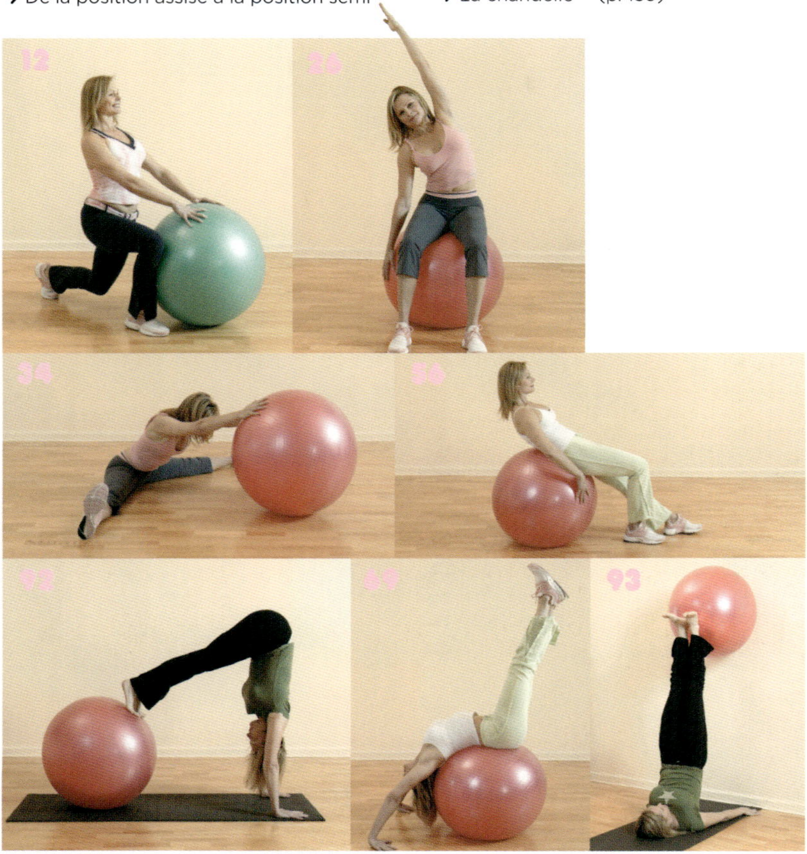

TONIFIER LES MUSCLES DU CENTRE D'ÉNERGIE

→ De la position assise à la position semi-allongée [56] (p. 95)
→ Enroulement du tronc, bras tendus [72] (p. 112)
→ Le bûcheron [73] (p. 113)
→ Le cygne [94] (p. 140)
→ Le pont [65] (p. 105)
→ Élévation du bassin, les jambes formant un losange [59] (p. 98)
→ Lever et baisser le bassin en faisant rouler le ballon [60] (p. 99)
→ Ciseaux [81] (p. 123)
→ L'équilibre du chat [96] (p. 143)

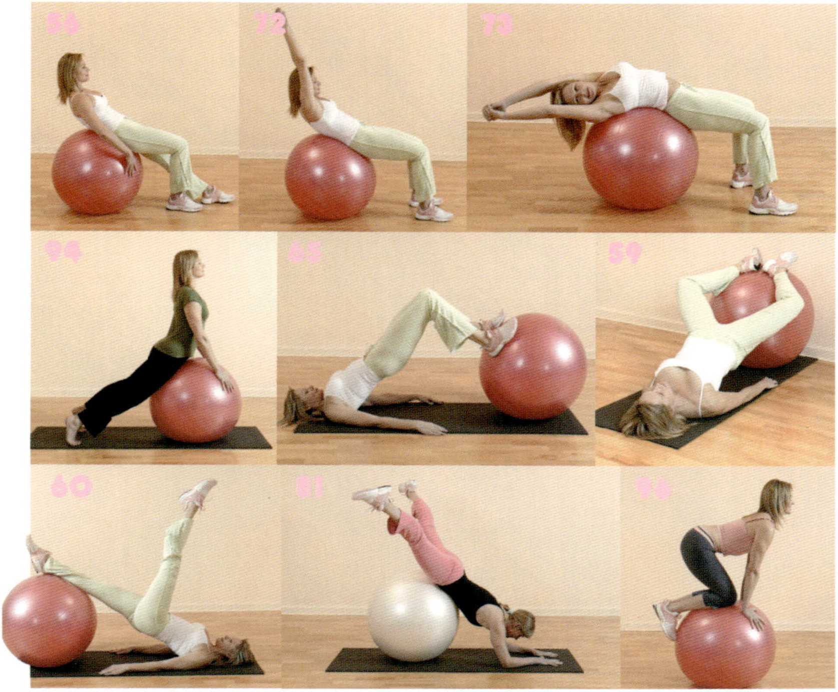

TONIFIER LES ABDOMINAUX EN 15 MIN

→ Préparation à l'enroulement du tronc [50] (p. 86)
→ Opposition épaule-genou [70] (p. 110)
→ Enroulement du tronc à l'envers [52] (p. 90)
→ Exercice de préparation à l'enroulement du tronc [66] (p. 106)
→ Extension des deux jambes [80] (p. 122)
→ Extensions alternées des jambes [78] (p. 120)
→ La sauterelle [85] (p. 127)
→ Flexion latérale jambe tendue [47] (p. 81)

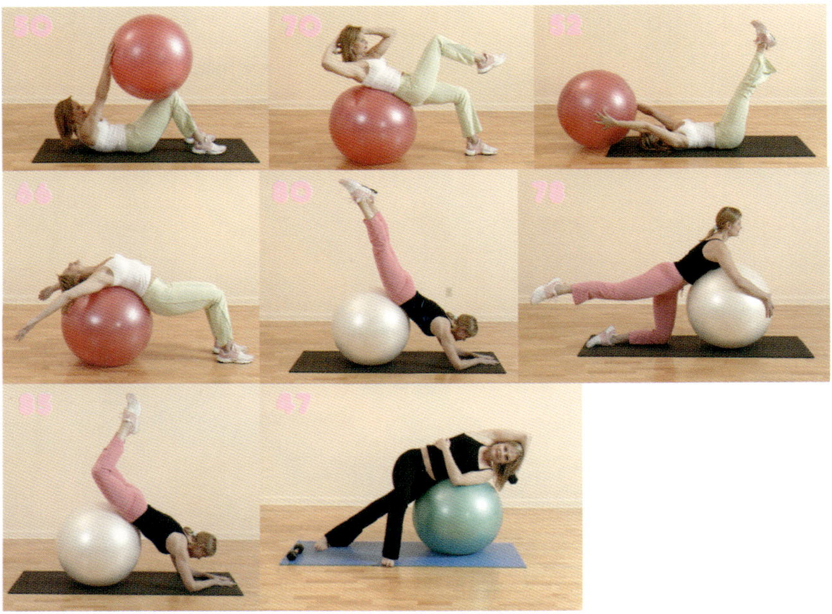

TONIFIER TOUT LE CORPS EN 30 MIN **

→Lever vertical des bras [35] (p. 68)
→Biceps : curl en position assise [36] (p. 70)
→Lever latéral des épaules, une jambe fléchie [46] (p. 80)
→Extension jambe tendue [31] (p. 61)
→Grand plié, départ en 2e position [17] (p. 45)
→Triceps : fléchissement des avant-bras [23] (p. 51)
→ Flexion latérale, jambe tendue [47] (p. 81)
→Étirement des fessiers et des muslces de la hanche [67] (p. 107)
→Le chat [91] (p. 136)

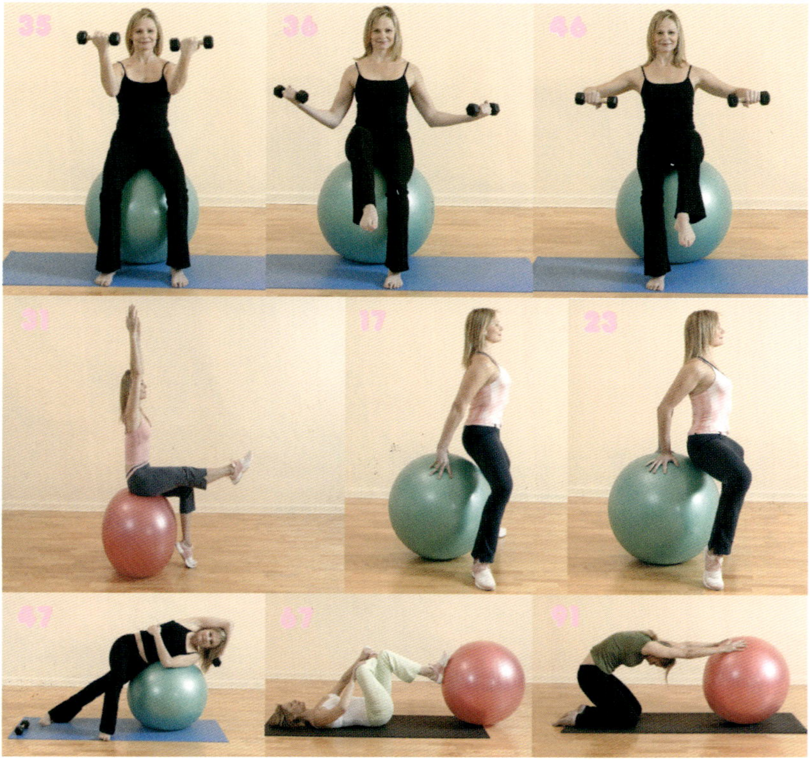

STIMULER TOUTES LES PARTIES DU CORPS

→Fente, le ballon en appui sur la cuisse [19] (p. 47)
→Torsion du buste, main sur la hanche [14] (p. 42)
→Mouvements circulaires des bras, révérence [24] (p. 52)
→Flexion latérale en appui sur le ballon [43] (p. 77)
→Rowing, à genoux et en appui sur le ballon [45] (p. 79)
→Extension des triceps allongée sur le ventre [48] (p. 82)
→La nage [86] (p. 128)
→Pompes, les genoux en appui sur le ballon [87] (p. 129)
→Opposition bras-jambe [71] (p. 111)
→Mouvements circulaires, bras alternés [74] (p. 114)
→La scie [89] (p. 134)

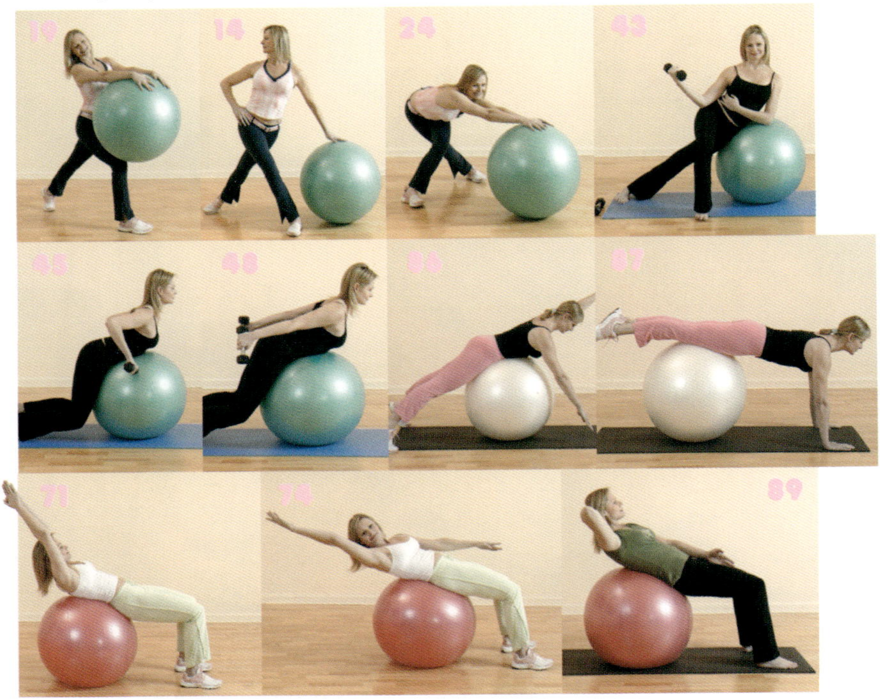

POUR UN REGAIN D'ÉNERGIE EN 10 MIN

→Accroupissements dos au mur [16] (p. 44)
→Les sauts de grenouille [20] (p. 48)
→Extension des deux jambes [80] (p. 122)
→Biceps : curl, cuisses et poitrine en appui [39] (p. 73)
→Battements de bras en appui sur le côté [40] (p. 74)
→Lever vertical des bras, le dos en appui sur le ballon [41] (p. 75)
→Triceps : flexion arrière des bras [42] (p. 76)
→Mouvements d'épaules circulaires [83] (p. 125)

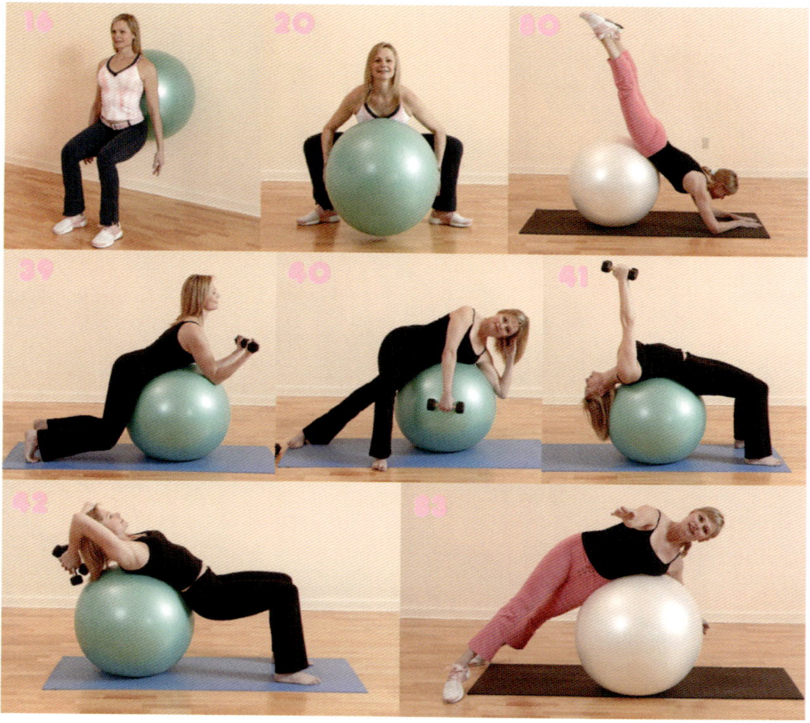

TONIFIER TOUT LE CORPS***

→ Genoux sur la poitrine [28] (p. 58)
→ Élévation du buste, jambes surélevées [90] (p. 135)
→ Torsion du buste, bras tendu [15] (p. 43)
→ Extensions alternées des jambes [78] (p. 120)
→ Pompes [79] (p. 121)
→ Ciseaux [81] (p. 123)
→ Curl des jambes [82] (p. 124)
→ Pompes, les orteils en appui sur le ballon [88] (p. 130)
→ Torsion du buste, jambes tendues [53] (p. 92)

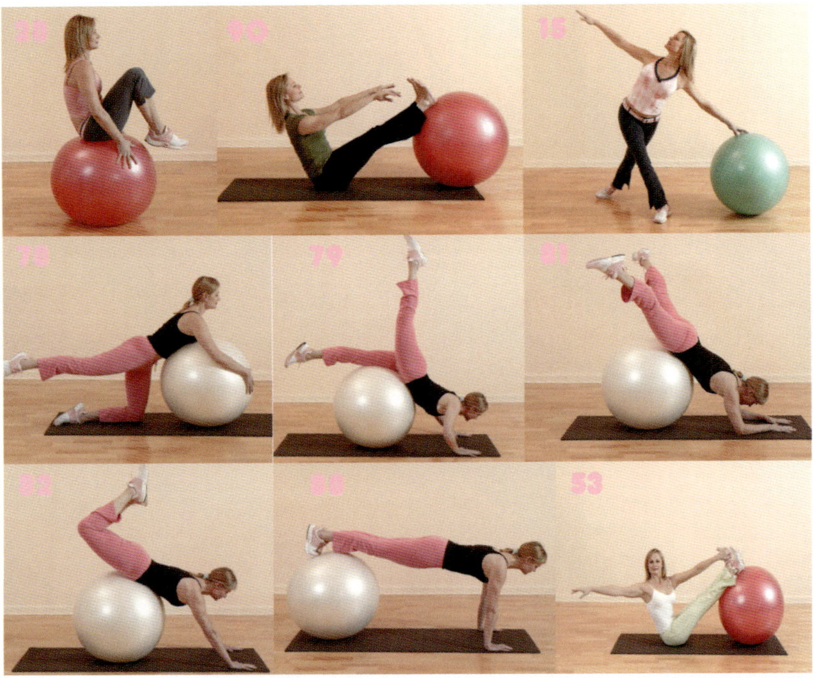

ÉTIRER LES MUSCLES DES JAMBES EN 15 MIN

→Accroupissements dos au mur [16] (p. 44)
→Fente avant [12] (p. 40)
→Torsion du buste, main sur la hanche [14] (p. 42)
→Lever et baisser le bassin en faisant rouler le ballon [60] (p. 99)
→Élévations du bassin [68] (p. 108)
→Rotation des adducteurs [62] (p. 101)
→Étirement des ischio-jambiers [61] (p. 100)

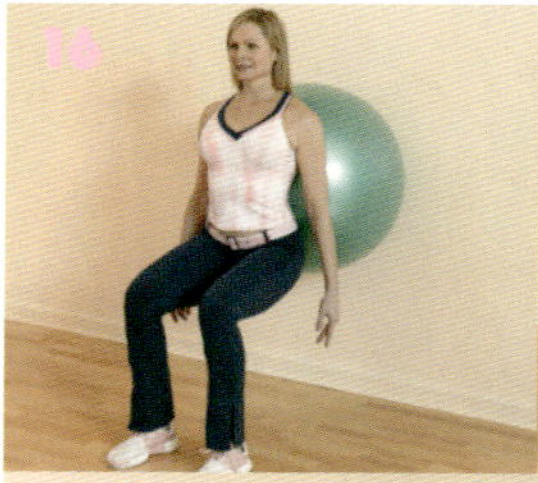

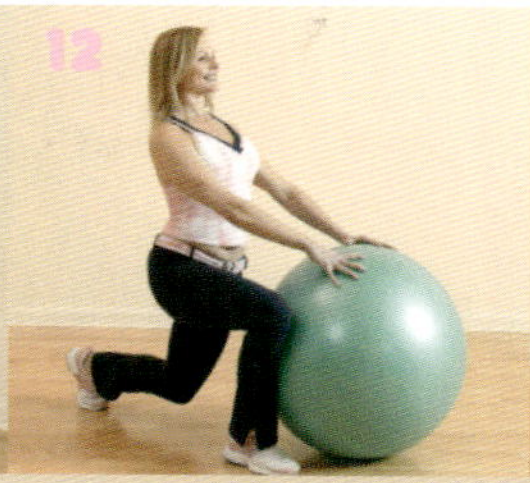

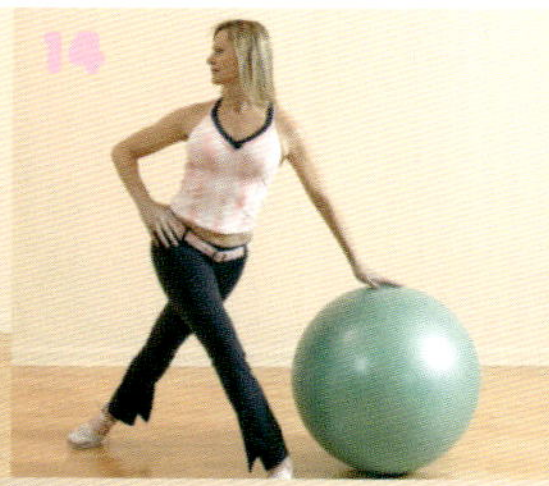

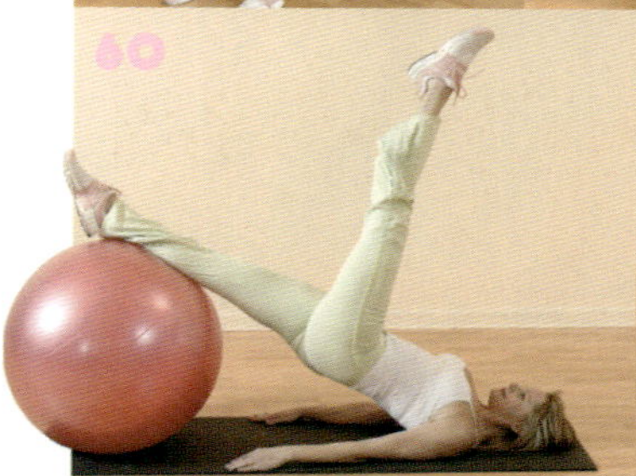

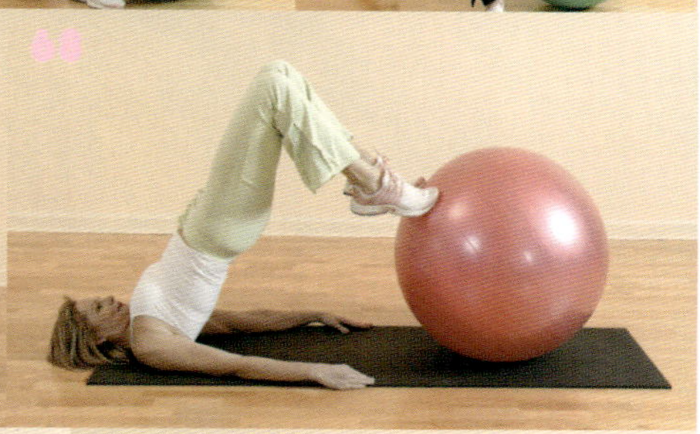

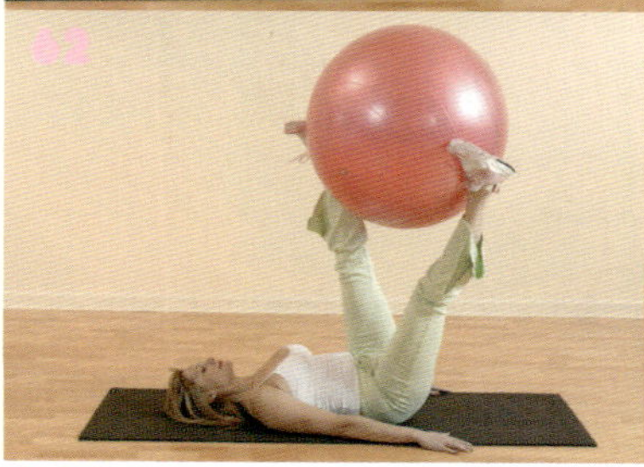

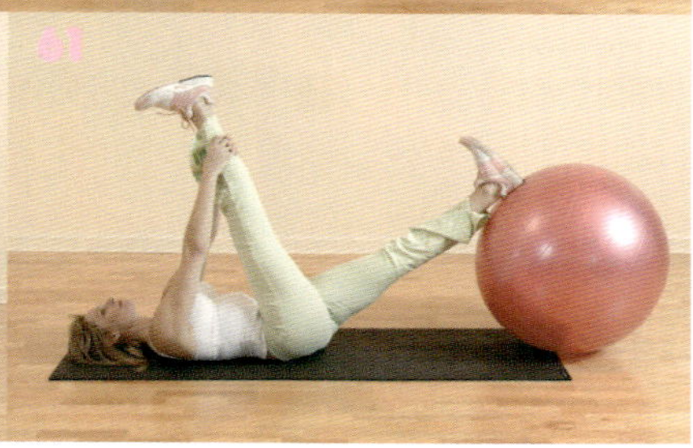

TONIFIER LES FESSIERS **

→ Grand plié, départ en 2e position [17] (p. 45)
→ Accroupissements [18] (p. 46)
→ Les sauts de grenouille [20] (p. 48)
→ Élévations du bassin [68] (p. 108)
→ Élévation du bassin, les jambes fomant un losange [59] (p. 98)
→ Pompes [79] (p. 121)
→ Ciseaux [81] (p. 123)
→ Curl des jambes [82] (p. 124)
→ Étirement des fessiers et des muscles de la hanche [67] (p. 107)
→ Le chat [91] (p. 136)

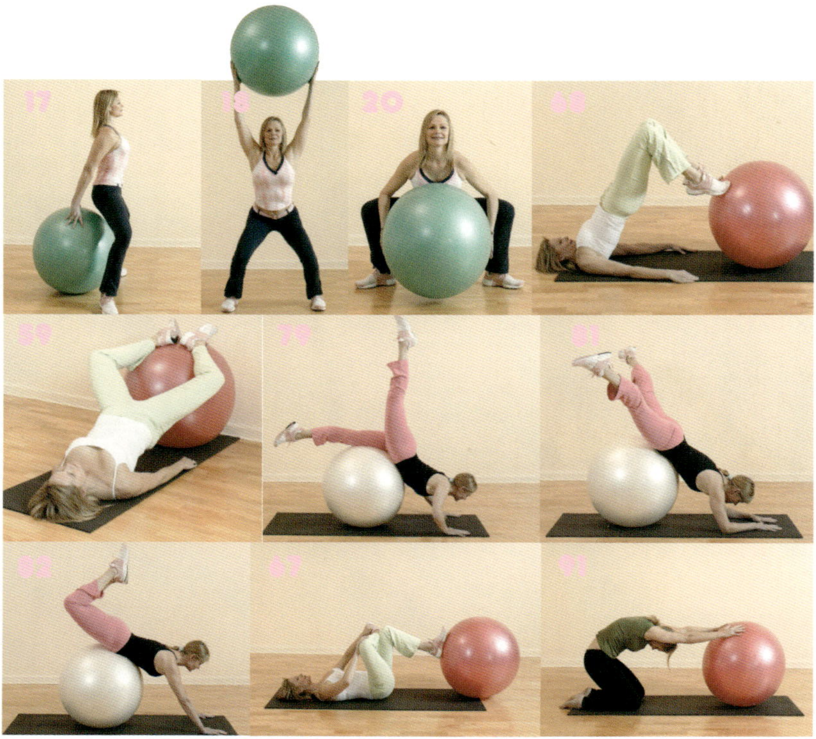

TONIFIER LES MUSCLES DU DOS EN 15 MIN

→ Étirement des grands dorsaux [08] (p. 36)
→ Flexion latérale [09] (p. 37)
→ Battements de jambe [22] (p. 50)
→ La chandelle [93] (p. 139)
→ Flexion du buste et battements de jambe [25] (p. 53)
→ La nage [86] (p. 128)
→ Pompes, les genoux en appui sur le ballon [87] (p. 129)

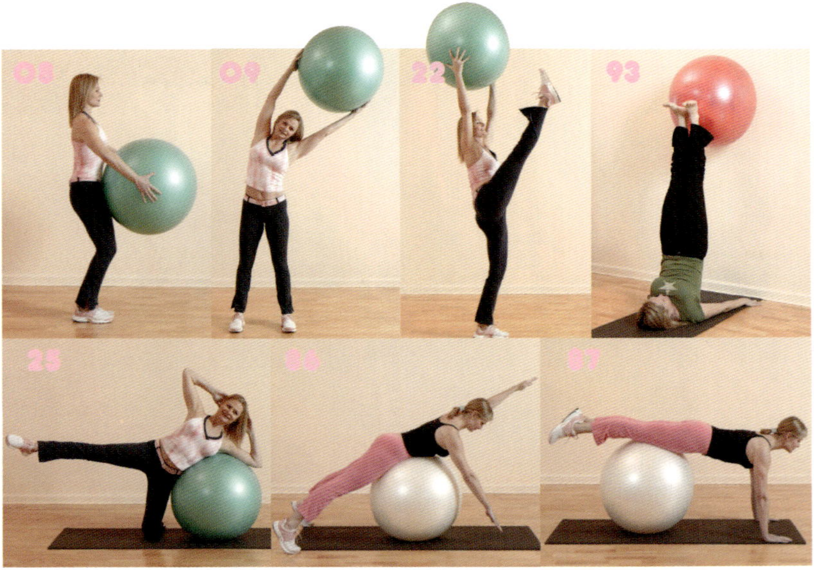

TONIFIER LES BRAS EN 15 MIN ***

→Biceps : curl en position assise [36] (p. 70)
→Lever d'haltères allongée sur le dos [49] (p. 83)
→Triceps : petits coups contre le ballon [44] (p. 78)
→Rowing, à genoux et en appui sur le ballon [45] (p. 79)
→Pompes, les orteils en appui sur le ballon [88] (p. 130)
→Flexion latérale en appui sur le ballon [43] (p. 77)
→Lever vertical des bras [35] (p. 68)
→Biceps : curl, cuisses et poitrine en appui [39] (p. 73)
→Triceps : flexion arrière des bras [42] (p. 76)

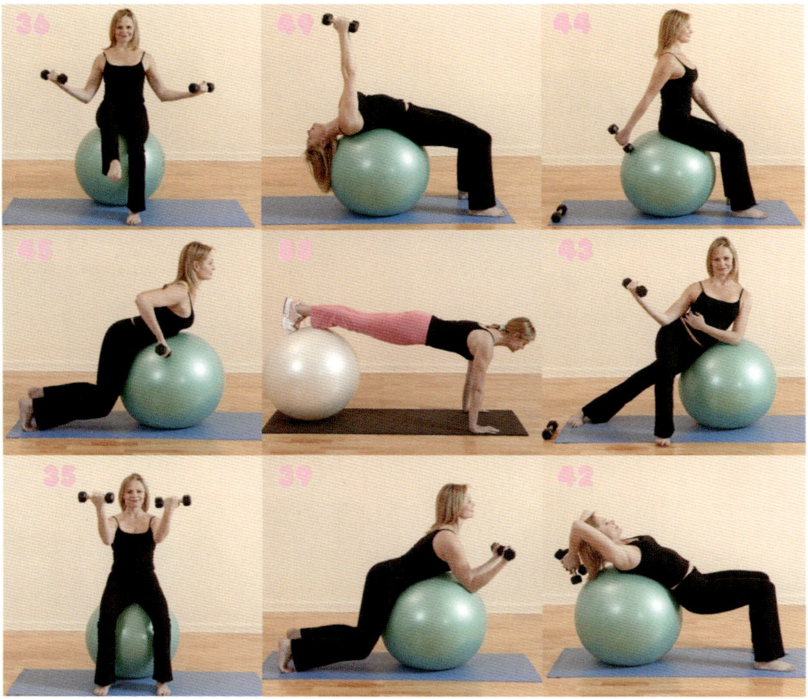

DANS LA MÊME COLLECTION

→ Des techniques à pratiquer au quotidien pour être au top de sa forme → Des exercices expliqués step by step, tout en images → Des conseils et des astuces → Des auteurs experts et reconnus dans leur pratique

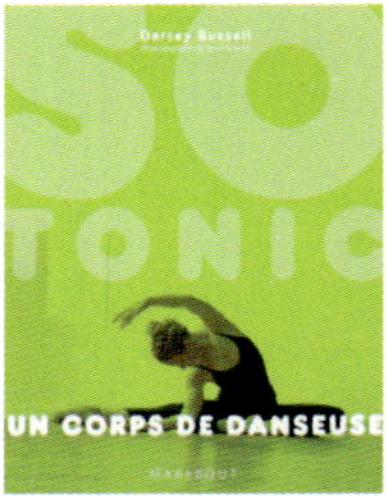

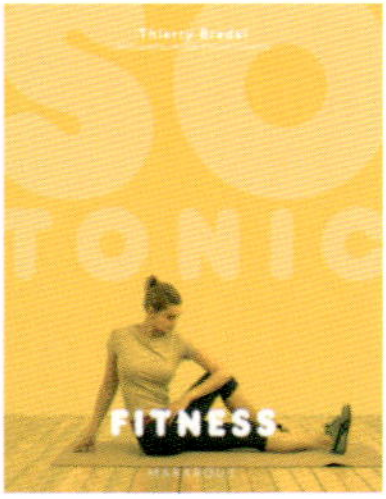

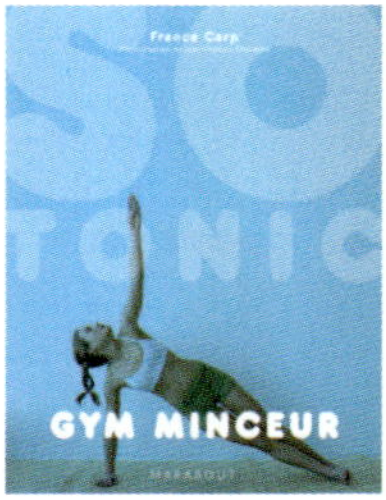

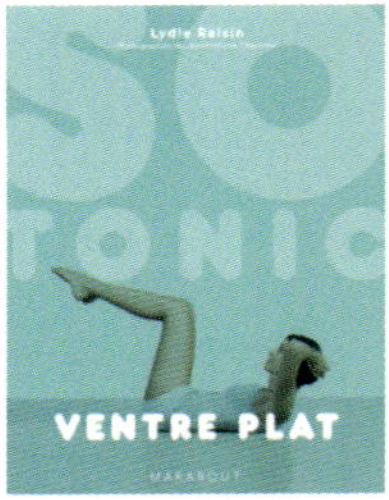

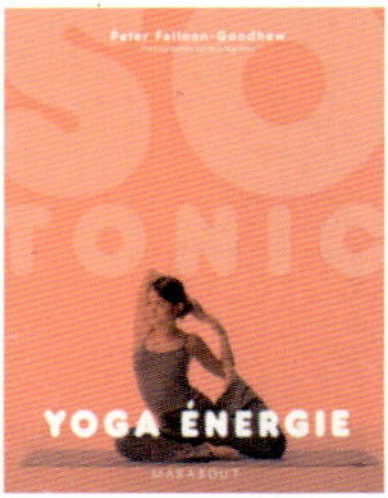

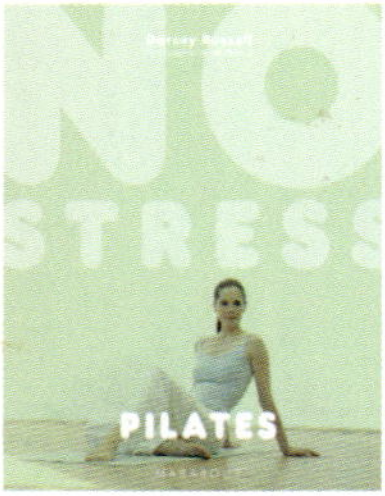

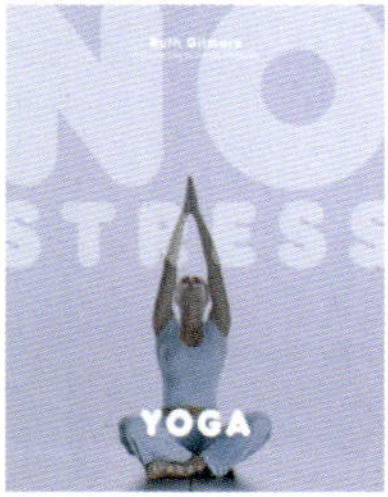

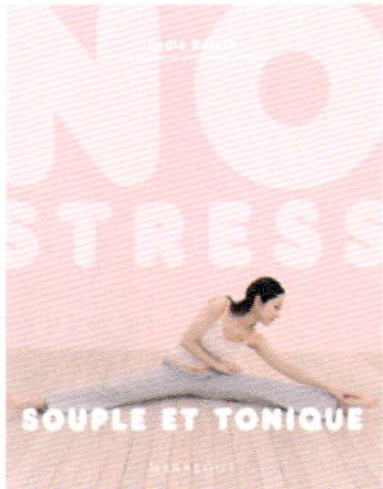

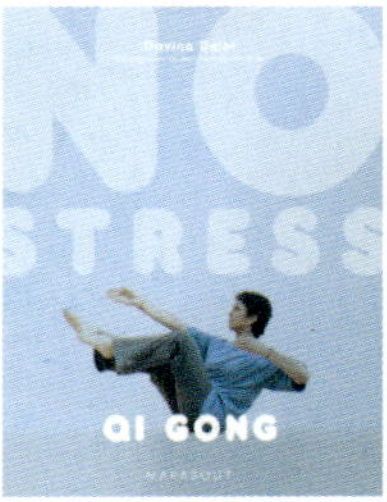

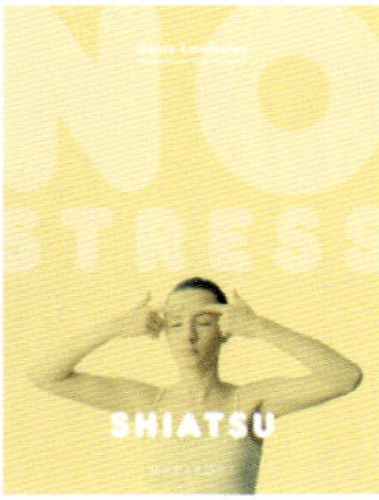

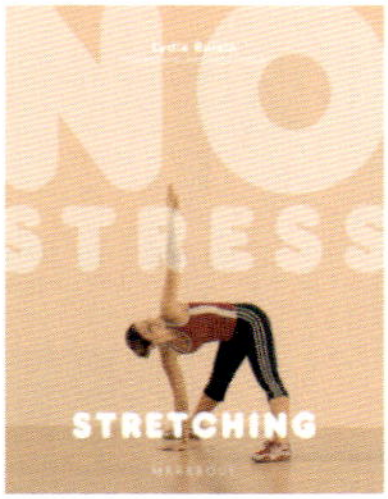

Création graphique : Noémie Levain
Mise en pages : Maogani

Imprimé en Espagne par Estella Graficas / ISBN : 978-2-501-05821-6 / Septembre 2008 / 40 805 94 / 01